Die Medizin der Zukunft

von

John Boel

D1619337

Mit eget Forlag

DIE MEDIZIN DER ZUKUNFT

Von John Boel

Mit eget Forlag
Industrivej Nord 22
7490 Avlum
Dänemark
Fax: +45 9747 3555
www.aku2000.dk

Copyright 2005: Mit eget Forlag

Druck 2005:
Skive Offset Oddense ApS
Buen 2, Oddense
7860 Spøttrup
Dänemark

Umschlagsfoto: John Boel
Ulriken (742 m), Bergen, Norwegen

ISBN: 87-988852-2-7

Inhaltsverzeichnis

Vorwort von Jan Ullrich

Ich lernte John Boel während der Tour de France 1996 kennen. Vor unserem Zusammentreffen glaubte ich nicht daran, dass Akupunktur bei ernsthaften Verletzungen helfen oder mehr Energie in den Beinen freisetzen kann.

Wie Sie in diesem Buch lesen können, half John mir und vielen anderen Radrennfahrern unseres Teams. Oft geschah dies in Zusammenarbeit mit unseren Ärzten und Physiotherapeuten, manchmal aber konnte er sogar helfen, wo die Schulmedizin nicht weiter wusste.

Z.B. als Jens Heppner sich bei einem Sturz die Gelenkkapsel des Ringfingers gestaucht hatte. John stach seine Nadel in eine der Zehen und eine Minute später war Jens im Stande, den Finger ohne Schmerzen zu beugen.

Ein weiteres Beispiel ist die Tour de France 2005, bei der ich eine Rippe prellte. Wie Sie vielleicht wissen, „kann man mit geprellten Rippen nicht Rad fahren" und in den Bergen ist es einfach ein Ding der Unmöglichkeit.

Bei einer Pressekonferenz am nächsten Tag drückte sich unser Chefarzt folgendermaßen aus: „Ohne Boels Akupunkturbehandlung wären die Schmerzen so unerträglich, dass Jan nicht weiterfahren könnte".

Ja, ich fuhr weiter und schloss mit einem dritten Platz ab.

In diesem Buch lernen Sie, wie sie sich selbst mit dieser einzigartigen neuen Behandlungsform helfen können.

Danke John
Ihr Jan Ullrich

Vorwort von John Boel

Wenn Sie am Ende dieses Buches angelangt sind, dann wissen Sie, wie Sie Ihren Freunden oder Bekannten – und natürlich sich selbst – bei gesundheitlichen Problemen, „mit denen man leben muss" helfen können.
Bevor Sie jedoch damit beginnen, andere oder sich selbst zu behandeln, sollten Sie für eine gründliche Untersuchung beim Arzt sorgen. Danach können Sie einfach loslegen.

Willkommen im Gesundheitssystem der Zukunft!
John Boel

Jeder intelligente Schwachkopf ist in der Lage, Dinge größer, komplizierter und gewaltiger zu machen. Sich in die entgegengesetzte Richtung zu bewegen verlangt Genialität und sehr viel Mut.

Albert Einstein

Kapitel 1: Ost und West

Der Verfasser hat das Wort

Vor mehreren tausend Jahren beschrieben die Chinesen 12 elektrische Bahnen, die in und auf dem Körper verlaufen. Diese haben Einfluss auf die 12 wichtigsten Organe des menschlichen Körpers. Früher wurden sie als Kanäle bezeichnet, heute nennt man sie Meridiane. Sie haben ihren Namen von den Organen, auf die sie Einfluss haben: z. B. Herzmeridian, Lungenmeridian, Lebermeridian oder Magenmeridian. Die Chinesen sagen, dass die Lebensenergie „Qi" (ausgesprochen "tschi") in den Meridiane zirkuliert.

Die Existenz dieser Meridiane wurde von französischen Forschern vor einigen Jahren mit Hilfe von radioaktiven Stoffen und modernster Technologie bewiesen.

Apropos Wissenschaft:

Als ich vor 21 Jahren als Akupunkteur begann, bezeichnete der Grossteil der Ärzteschaft Akupunktur als Scharlatanerie. Nun hat sich das Blatt zum Glück gewendet. Heute gibt es mehr und mehr Ärzte, die Akupunktur verwenden.

Man muss die Ärzte wirklich bewundern, die Akupunktur zu erlernen versuchen. Es handelt sich nämlich um eine ganz andere Behandlungsmethode als die, die sie in ihrem Medizinstudium gelernt haben. Es ist beinahe so, als würde ein Rabbiner beginnen als Priester zu arbeiten.

Anstelle der Symptome wird nämlich die Krankheitsursache behandelt und die Akupunktur-Diagnose unterscheidet sich grundsätzlich von der schulmedizinischen.

Eine Diagnose in der Traditionellen Chinesischen Medizin wird ganz anders gestellt als in der Schulmedizin des Westens. Ganz vereinfacht: Wenn die Symptome eines Leidens bekannt sind, wird versucht festzustellen, in welchen Meridianen oder Organen ein Mangel oder ein Überschuss an der Lebensenergie „Qi" besteht. Die Lebensenergie wird durch Yin und Yang symbolisiert. Um sie zu untersuchen, bedient sich die chinesische Medizin so unterschiedlicher Methoden wie der Zungen - und der Pulsdiagnose, aber auch des Zuhörens und des Erfragens, ob z. B. die Symptome zu bestimmten Tageszeiten oder bei bestimmtem Wetter schlimmer sind. Auch durch Abtasten von Akupunkturpunkten auf den Meridianen (Reflexpunkten) kann die Ursache der Störung erfasst werden. Es existieren so viele verschiedene Methoden einer Diagnoseerstellung in der Traditionellen Chinesischen Akupunktur, dass dies in sich selbst eine Wissenschaft darstellt.

In den letzten 25 Jahren ist jedoch eine Methode entwickelt worden, die es sehr vereinfacht hat, eine Akupunktur-Diagnose zu erstellen. Diese Methode ist von dem chinesischen Biologen Prof. Yingqing Zhang entdeckt worden, der auch eine neue Diagnose- und Akupunkturmethode, ECIWO genannt, entwickelt hat. Indem man die druckempfindlichsten Punkte an der Seite des zweiten Mittelhandknochens ertastet, kann man mit 94%-iger Sicherheit herausfinden, woher die verschiedensten Krankheiten kommen und wie man sie mit Akupunktur behandeln kann. Professor Zhang konstruierte ebenfalls ein elektronisches Messgerät, das einfach an einen Computer angeschlossen wird. Hiermit kann man an einem Bildschirm ablesen, welches Organ gestört ist und wie man das Leiden am effektivsten behandelt. Es dauert also nur eine 1/2 Minute, um für 94% aller Leiden die richtige Diagnose zu stellen.

Ich bin Professor Zhang zu großem Dank verpflichtet, denn es war während der Teilnahme an seinem Kursus, als ich Akupunktur 2000 entdeckte.

Die Doktorarbeit des dänischen Arztes Thomas Gjørup dokumentiert, dass nur 80% der schulmedizinisch gestellten Diagnosen zutreffen. *Dies bedeutet, dass jedem fünften Patienten von seinem Arzt eine falsche Diagnose gestellt wird.*

Wenn die Diagnose erstellt ist, stellt sich natürlich die nächste Frage und zwar: Wie behandelt man das Problem?

Für einen gut ausgebildeten Akupunkteur ist das sehr einfach, aber für jemanden, der in der Traditionellen Chinesischen Medizin nicht ausgebildet ist, kann sich das sehr kompliziert anhören.

Die Traditionelle Chinesische Medizin bedarf einer jahrelangen und komplizierten Ausbildung. In Dänemark gibt es nur wenige Akupunkteure, die diese Ausbildung genossen haben.

Ich hatte das Privileg, meine Grundausbildung in der Klassischen Chinesischen Medizin bei Per Lauborg zu absolvieren, der unglaublich gut darin ist, komplizierten Stoff einfach und verständlich zu lehren, so dass auch ein Normalsterblicher folgen kann. Danke Per. Ich möchte mich hier ebenfalls bei Lillian und Johannes Brosbøll bedanken, die ihre Freizeit dazu verwendet haben, mir Vakupunktur (Akupunktur mit Saugnäpfen) beizubringen.

Meinem Lehrer in der Traditionellen Chinesischen Medizin, Tommy Iversen, möchte ich ebenfalls herzlichen Dank aussprechen für all seine Geduld, die er uns während unserer Ausbildung entgegengebracht hat. Es war eine harte Zeit. Als wir mit der dreijährigen Ausbildung begannen waren wir 60 Studenten und nur sechs von uns bestanden das Examen.

Und wenn ich gerade dabei bin, all meinen alten Lehrern zu danken, sollte Professor Anton Jayasuria aus Sri Lanka, der Rektor „der Offenen Internationalen Universität für komplementäre Medizin" ist, nicht vergessen werden. Die meisten dänischen Akupunkteure haben ihre Ausbildung bei ihm absolviert, deshalb möchte ich mich hier in ihrer aller und ihrer Patienten Namen bei ihm bedanken.

Neue Akupunktursysteme

Akupunktur existiert schon seit mehreren tausend Jahren in Fernost. In den letzten Jahrzehnten sind einige neue Akupunktur-Systeme entwickelt worden, die sehr effektiv sind. Wir wollen zwei davon hervorheben, die bahnbrechend waren: Ohr - Akupunktur von Paul Nogier aus Frankreich und ECIWO - Akupunktur von Prof. Yingqing Zhang aus China.

Ich hatte das Privileg, die Ohr - Akupunktur bei Paul Nogiers Sohn Raphaël zu lernen und die ECIWO - Akupunktur bei Professor Zhang persönlich. Es war sehr interessant und lehrreich, die Details dieser beiden Systeme direkt von den Quellen zu erfahren. Auf diese Weise können Missverständnisse am besten vermieden werden.

Obwohl man viel aus einem Buch lernen kann, gibt eine direkte Unterweisung doch ein vollständigeres Verstehen. Dies gewährleistet, dass man den Patienten bestmöglich helfen kann.

Vor diesen beiden obengenannten Systemen habe ich einige andere, sogenannte Mikro – Akupunktur - Systeme oder Mikro-Systeme studiert. Bei den Mikro-Systemen behandelt der Akupunkteur nur ein kleines, abgegrenztes Gebiet mit Nadeln, wodurch er/sie jedoch den ganzen Körper beeinflusst. Da ist z. B. die SuJok - Akupunktur (Hand - und Fuß -Akupunktur) aus

Korea, die Nasen - Akupunktur, die chinesische Schädel - Akupunktur, die Neue Schädel-Akupunktur nach Dr. Yamamoto aus
Japan, die Zahn - Akupunktur und die Mund - Akupunktur. Rund
um die Augen befindet sich ebenfalls ein Mikro - System.
Alle diese Systeme wirken, weil sie eines gemeinsam haben:
Sie basieren auf dem Wissen, dass eine Verbindung zwischen
verschiedenen, abgegrenzten Gebieten des Körpers besteht.
Wenn z.B. dem linken Fuß etwas fehlt, gibt es unter anderem
einen bestimmten Punkt am Ohr, der damit in Verbindung
steht. Hat der Patient ein Herzprobleme, befindet sich einer der
entsprechenden Punkte an der Hand. Bei Rückenschmerzen
befinden sich einer der damit im Zusammenhang stehenden
Punkte z.B. an der Nase, u.s.w.
Entsteht also ein Leiden irgendwo im Körper, entstehen gleichzeitig auch eine Reihe entsprechender Punkte in den verschiedenen Mikro - Systemen, die mit dem Leiden in Verbindung stehen. Der Akupunkteur kann dann die Krankheit behandeln,
indem er eine Nadel in einen dieser Punkte setzt, der sich
manchmal sehr weit weg von dem betroffenen Körperteil befindet.

Reflexkugeln
Entlang der Meridiane und an ganz bestimmten anderen Stellen
(siehe die Beispiele unter den Mikro - Systemen) am und im
Körper befinden sich sehr kleine Unebenheiten, wie kleine Kri-
stalle oder Sandkörner. Sie fühlen sich wirklich an wie kleine
Kügelchen. Diese kleinen Unebenheiten sind elektrisch aktiv
und befinden sich da, wo die Meridiane an die Körperoberfläche
kommen. Man nennt diese Punkte Akupunkturpunkte.
An diesen Stellen ist der elektrische Widerstand geringer, so
dass man die Punkte mit Hilfe eines Instrumentes, das den
Hautwiderstand misst, einem sogenannten Ohmmeter, ermitteln
kann.
Um eine optimale Wirkung zu erzielen, muss der entsprechen-
de Punkt genau getroffen werden.
Dies erinnert uns an die Beobachtungen des Entdeckers der
Hand - und Fuß - Akupunktur, Professor Jae Woo Park aus
Korea:
Er hat diese kleinen Kristall - oder Sandkörner ebenfalls beob-
achtet und nannte sie „correspondens balls".
Ich nenne sie Reflexkugeln.

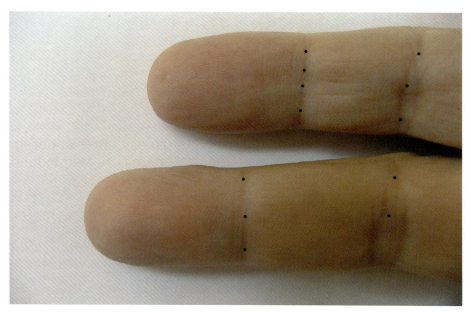

Abbildung 1

**Die neue Entdeckung: "In und um alle Gelenke
herum befinden sich sehr empfindliche Reflexpunkte,
die mit verschiedenen Teilen des Gehirns in Verbindung
stehen."**

Was ist der Unterschied der Klassischen Chinesischen Akupunktur zur Akupunktur 2000?

Ich war so optimistisch, dass ich dieses neue, und einzigartige Akupunktur - System „Akupunktur 2000" genannt habe. Der Grund für diesen Namen ist der, dass die Möglichkeit besteht, dass es sich als das Akupunktur - System der Zukunft oder korrekter: „die Medizin der Zukunft" herausstellen könnte.

Es wirkt anders, als alle anderen Akupunktur - Systeme.

Die Akupunkturpunkte liegen in und um alle Gelenke des Körpers. (Abb. 1.)

An den Gelenken befinden sich spezielle Strukturen, von denen aus man Signale zum Gehirn schicken und dadurch verschiedene Teile des Körpers beeinflussen kann.

Dies ist der Schlüssel zur Wirkungsweise von Akupunktur 2000.

Aus diesem Grund wirkt Akupunktur 2000!

Der wesentliche Unterschied von Akupunktur 2000 zu anderen Akupunkturmethoden liegt darin, dass Akupunktur 2000 über das Gehirn wirkt. Um das verständlicher zu machen, hier ein Beispiel eines Patienten, der an Nackenschmerzen leidet. Wenn man mit der Akupunkturnadel genau den richtigen Punkt (genau in die Reflexkugel), z.B. am äußersten Gelenk des Mittelfingers (Abb. 1) trifft, spürt der Patient einen schwachen elektrischen Strom.

Die Ursache hierfür liegt darin, dass das Setzen einer Akupunkturnadel in einen Reflexpunkt einen elektrischen Reiz auslöst, durch den ein Strom mit einer bestimmten Frequenz ausgesandt wird.

Jeder Akupunktur-Punkt sendet auf seiner eigenen Frequenz.

Die kurze Erklärung erhielten Sie vorne im Buch, hier folgt die lange für die technisch Interessierten:

Der Strom mit dieser bestimmten Frequenz wandert durch die Nervenbahnen, über das Rückenmark und das verlängerte Rückenmark hinauf zum Hirnstamm. Danach wird er zum Thalamus (Hauptteil des Zwischenhirns) weitergeleitet und von dort zu dem Teil der Hirnrinde, den man die primäre somatische Hirnrinde nennt. Das bearbeitete Signal geht dann weiter zum Hypothalamus, welches es zur Hypophyse (Hirnanhangdrüse) weiterschickt. (Das Zwischenhirn dient unter anderem als Bindeglied zwischen dem Nervensystem und dem hormonellen System, inklusive der Kontrolle der 7 Hormone, die von der Hirnanhangdrüse hergestellt werden.) Die Hormone, die von der Hirnanhangdrüse freigegeben werden, wandern dann über die Blutbahnen zu den hormonproduzierenden Drüsen, die dadurch angeregt werden, genau die Substanzen zu produzieren und freizusetzen, die für eine Heilung des entsprechenden Problems notwendig sind.

Andere Teile des Gehirns, haben ebenfalls einen gewissen Einfluss auf diesen Prozess, da es sich hier jedoch um ein Buch über Akupunktur handelt und nicht über Anatomie und Endokrinologie, will ich darauf verzichten auf all zu viele Details einzugehen.

Wenn Sie sich mit einem Messer in den Finger schneiden oder sich mit dem Hammer auf den Daumen hauen läuft genau dieser Prozess ab.

14

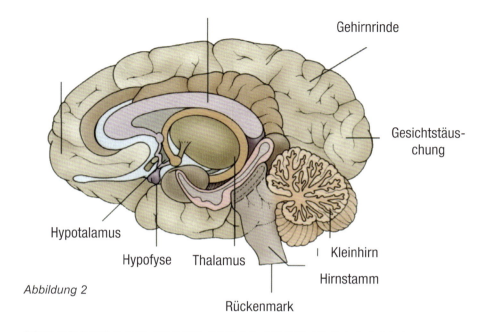

Gehirnrinde

Gesichtstäuschung

Hypotalamus

Hypofyse   Thalamus

Kleinhirn

Hirnstamm

Abbildung 2

Rückenmark

**Dass sich genau das im Körper zuträgt ist nichts Neu-
es. Auf diese Art „repariert" er sich nämlich selbst. In
einem gesunden Körper läuft dieser Prozess ständig
und automatisch ab.**

Weshalb findet manchmal keine Heilung statt?
Dieses Buch befasst sich nicht mit krankheitsverursachenden
Faktoren. Aber in wenigen Worten können wir feststellen, dass
es fünf verschiedene Ursachen für Krankheit oder Blockaden im
Körper gibt, die genau den oben beschriebenen Prozess verhindern und somit den Körper schwächen.
1. Angeborene Leiden
2. Psychische Probleme: Stress, Schock, Trauma,
    Unterdrückung, etc.
3. Chemische: Wie z.B. Medikamente und Gifte.
4. Physikalische: Verletzungen aller Art, die z.B. von Unfällen,
    elektrischen Schlägen, Strahlung, etc. herrühren.
5. Viren und Bakterien

Obwohl dies eine vereinfachte Beschreibung der krankheitsverursachenden Faktoren ist, so reicht sie doch vollständig aus,

15

um Akupunktur 2000 verstehen und erlernen zu können.

Neu ist, dass man mit Akupunktur 2000 den oben beschriebenen Prozess (Heilung) in Gang setzen kann, obwohl die Person einem der fünf Faktoren ausgesetzt war oder ist.

In anderen Worten, Akupunktur 2000 hilft dem Körper, Blockaden zu beseitigen, so dass die natürlichen, ihm innewohnenden Abläufe, wieder funktionieren können.

Deshalb sind wir nicht nur im Stande Schmerzen oder Symptome mit Akupunktur 2000 zu behandeln. Wir behandeln die Ursache des jeweiligen körperlichen Problems – mit Hilfe der Heilmethode der Natur.

Ich habe mich bewusst nur mit den Vorgängen in Gehirn und Körper befasst, wohl wissend, dass Seele und Verstand dem Körper übergeordnet sind.

Dieses Buch befasst sich jedoch nicht damit, was in der Psyche vorgeht und somit die Ursache von vielen körperlichen Leiden sein kann (Psychosomatische Probleme.) Mein Interesse gilt ausschließlich der Linderung und Heilung von körperlichen Problemen. Versuche und Erfahrung haben gezeigt, dass dies mit Akupunktur 2000 in den meisten Fällen möglich ist.

Die Wissenschaft hat uns gelehrt, dass alle Zellen im Körper im Laufe von wenigen Jahren erneuert werden. Theoretisch sollte es also keine Leiden geben, die man mit Akupunktur 2000 nicht heilen kann. Nun sind diese wissenschaftlichen Forschungen noch so neu, dass ich dies in der Praxis noch nicht belegen kann und zu behaupten wage. Die Zukunft wird mehr Aufschluss darüber geben. Aus Erfahrung weiß ich jedoch, dass Akupunktur 2000 bei vielen körperlichen Problemen phantastisch wirkt, auch bei schweren chronischen Leiden.

Heilung

Noch einmal zur Widerholung: Indem wir eine Nadel in den Reflexpunkt stechen, setzen wir den Heilungsprozess in Gang.

Das nächste zu beobachtende Phänomen ist sehr interessant:

Hormone und anderen heilenden Stoffe gelangen über den Blutkreislauf zu der kranken Stelle und beginnen augenblicklich den Heilungsprozess.

Wenn ein Patient z. B. Rückenschmerzen hat, egal aus welchem Grund, fließen die Stoffe zur kranken Stelle im Rücken und beginnen augenblicklich mit ihrer Arbeit.

Wenn der Akupunktur - Punkt genau getroffen wird erfolgt beim Patienten umgehend eine Schmerzlinderung.

Wenn der Patient an Augenverkalkung (Altersbedingter Makula Degeneration - AMD) leidet, beginnt eine Heilung der Netzhaut.

Hat ein Patient eine Verengung der Herzkranzgefässe (Angina pectoris), beginnt umgehend eine Reinigung der Arterien.

Wenn ein Patient an einer Leberentzündung (Hepatitis) leidet, beginnt augenblicklich der Heilungsprozess in der Leber, usw. usw.

In einem gesunden Körper läuft dieser Prozess wie gesagt ununterbrochen ab. Dies kann jedoch durch die zuvor erwähnten inneren als auch äußeren Faktoren verhindert werden. Das Geniale an Akupunktur 2000 ist, dass man diesen Prozess wieder aktivieren kann, so dass der Körper sich selbst heilt.

Der Beweis
Die verschiedenen Stoffe ergänzen sich perfekt. Als erstes beginnen die Endorphine ihre Arbeit (sie werden auch das Morphin des Körpers genannt, da sie stark schmerzstillend wirken.) Wir erleben oft, dass die Schmerzen im Laufe von Sekunden verschwinden, wenn man mit der Nadel genau den richtigen Punkt getroffen hat, oder wenn man mit einem Kugelschreiber oder einer dicken Stricknadel auf den Punkt drückt.

Lassen Sie uns noch einmal das Beispiel der Nackenschmerzen nehmen:

Die Endorphine, manchmal werden sie auch Glückshormone genannt, nehmen den Schmerz, so dass man den Hals wieder frei und ohne Schmerzen bewegen kann. Nebennierenhormone entfernen die Gewebsverquellungen, die auf die Nerven drücken und die Ursache des Schmerzes sind.

Andere Hormone beginnen, die Muskeln zu entspannen, usw.

Alle diese Stoffe arbeiten zusammen, um den Patienten zu heilen.

Ein Experte in Akupunktur 2000 ist im Stande 90% aller Patienten zu helfen, egal woran sie leiden.

Ausnahmen dazu sind Parkinson, Diabetes Typ1, multiple Sklerose, Alzheimer, AIDS, Krebs und einige wenige angeborene Krankheiten.

Dies bedeutet nicht, dass man für diese Leute nichts tun kann.

Die Symptome und ihre Auswirkungen können gelindert werden, die Krankheiten selbst können wir jedoch zum jetzigen Zeitpunkt nicht heilen.

Allen anderen Patienten kann man in größerem oder kleinerem Ausmaß mit Akupunktur 2000 helfen.

Bisher haben sich Hunderte von Heilpraktikern, Zonentherapeuten, Akupunkteuren und Ärzten aus Dänemark, Norwegen, Schweden, Finnland, Schottland, England, Irland, Deutschland, Belgien, Holland, Schweiz, Italien, Slowakei, Rumänien, Polen, Österreich, Spanien, Russland, Indien, Sri Lanka, China, Japan, Korea, Vietnam, Iran und den USA in Akupunktur 2000 ausbilden lassen.

Grundsätzlich ist es sehr einfach, Akupunktur 2000 zu erlernen. Meine Erfahrungen bei der Ausbildung haben gezeigt, dass es ziemlich schwierig sein kann, die genaue Anordnung der Punkte an den Gelenken zu verstehen. Deshalb gehen wir hier gründlich zu Werke.

Stellen Sie sich vor, dass wir das äußerste Glied eines Fingers abschneiden:

Wir schneiden genau durch das Gelenk hindurch und Sie schauen auf den abgeschnittenen Teil des Fingers. Können sie sich das vorstellen? Schauen Sie jetzt auf Figur 3. Der Kreis symbolisiert das durchtrennte Gelenk. Der Bogen unterhalb des Kreises stellt den Fingernagel dar.

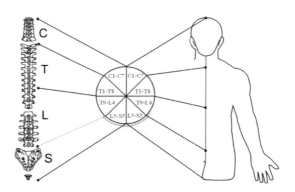

Abbildung 3.
Die Buchstaben und Zahlen innerhalb des Kreises beziehen sich auf die verschiedenen Rückenwirbel.

C: Zervikale Wirbel (Halswirbel) – 7 Wirbel
T: Thorakale Wirbel (Brustwirbel) – 12 Wirbel
L: Lumbale Wirbel (Lendenwirbel) – 5 Wirbel
S: Sakrale Wirbel (Kreuzbein) – 5 Wirbel

Auf der Zeichnung zur rechten Seite sehen Sie, welche Körper-abschnitte behandelt werden, wenn man seine Akupunkturna-deln an verschiedene Abschnitte des Gelenkes setzt.

THE OPEN INTERNATIONAL UNIVERSITY
FOR
COMPLEMENTARY MEDICINES

CHARTER OF MEDICINA ALTERNATIVA
(ALMA ATA DECLARATION 1962)

Reply to:
28, International Buddhist
Centre Road,
Colombo 6, Sri Lanka.

Ref. No. MA/06/99

Date 30.06.1999

TO WHOM IT MAY CONCERN.

It is with great pleasure that I present this accredition
certificate to Dr.John Boel. In 1987 John Boel defended
a thesis on the subject of Acupuncture. This gives him
the right to use the title "Doctor of Medicine (Medicina
Alternativa), M.D.(M.A)."

In 1992, Dr.John Boel treated the former Minister of Health
Dr.W.P.G.Ariyadasa who was suffering from a disease that
the medical Doctors could not cure. The treatment was
successful and as an acknowledgement he was appointed
"Visiting Professor" for our University.

Prof. Dr. Sir Anton Jayasuriya
Dean of Clinical Studies.

kt/-.

PANDIT PROF. DR. SIR ANTON JAYASURIYA
Consultant homeopathology & acupuncture
Colombo South Government General Hospital
Kalubowila, Sri Lanka

REPLY TO FAX NO. 0094 - 1 - 584148 LORD PANDIT PROF DR. SIR ANTON JAYASURIYA (Chairman, Medicina Alternativa)

Clinical Studies and Internships	Colombo South Government General University Teaching Hospital, Kalubowila, Medicina Alternativa Clinic
Library and Lecture Theatres	BAIHUI Centre, 134/3, S. de S. Jayasinghe Mawatha, Nugegoda
Student Hostel and Residence	19/5, Piyaratanarama Road, Dehiwala. "HAUS CHANDRA" Hotel Students Residence, 37, Beach Road, Mt. Lavinia, Sri Lanka. Tel. No. 0094-1-732755 or 0094-1-730236 Fax: 0094-1-733173
	"HOTEL BRIDGE ON THE RIVER KWAI", Kitulgala. Telephone/Fax : 0094-3687575, 0094-3687574
University Secretariat	Please address all correspondence to Registrar O.I.U.C.M., 28, International Buddhist Centre Road, Colombo 6, Sri Lanka. Telephone: 94-1-585242 Telex: 23039 LINK CE or 23261 LINK CE. Fax No: 0094-1-584148 or 0094-1-583337 or 0094-1-503575 International Direct Dial No: 0094-722-43567 or 0094-722-43570 or 0094-722-44559 or 0094-722-43580 (Colombo). E-Mail : intopenoricmed@hotmail.com., medalta@eureka.lk or medalta@lanka.ccom.lk
Bankers	Prof. A. Jayasuriya, RFC Account No. 10165, American Express Bank Ltd., C/o 28, International Buddhist Centre Road, Colombo 6, Sri Lanka.
Printers	Chandrakanthi Press International (Pvt) Ltd., Kalubowila, Sri Lanka.

Der Minister für Gesundheit in Sri Lanka erwachte eines Morgens und konnte nicht mehr aufstehen.
Sowohl Hände als auch Füße waren völlig gefühllos.
Er wurde mit allen möglichen medizinischen Mitteln behandelt, allerdings ohne Erfolg.
Der Verfasser dieses Buches wurde darum gebeten, den Minister mit seiner speziellen Akupunktur Methode zu behandeln.
Eine Stunde später war der Patient in Ordnung.
Als Dank dafür wurde John Boel von der Universität mit einem Professortitel geehrt.

Kapitel 2:
Das Heilverfahren der Natur

Stellen Sie sich vor, Sie stehen in der Küche und schneiden Brot mit einem scharfen Messer. Plötzlich rutscht das Messer ab, und Sie schneiden sich in den Finger.

Wie reagiert der Körper auf so eine Situation?

Um es nicht zu kompliziert zu machen, erhalten Sie hier eine Kurzfassung.

In dem Augenblick, in dem Sie sich schneiden, setzt auch schon der Heilungsprozess im Finger ein. Dies geschieht ganz automatisch und ohne willentliche Kontrolle.

Zuerst geht ein Impuls vom Finger über das Nervensystem und das Rückenmark hinauf zur Hirnrinde. Von dort wird dieser Impuls zum Hypothalamus weitergeleitet, der einschätzt was zu tun ist, und das entsprechende Signal zur Hypophyse weiterleitet (Hypothalamus und Hypophyse sind hormonproduzierende Drüsen.)

Die Hypophyse reagiert auf dieses Signal, indem sie bestimmte Hormone in die Blutbahn freisetzt.

Diese Hormone im Blut bewirken, dass andere hormonproduzierende Drüsen angeregt werden und verschiedene andere Stoffe freigesetzt werden. Darunter sind sehr wichtige Stoffe, wie die schmerzstillenden Hormone, die Endorphine genannt werden.

Diese Endorphine bewirken, dass die Schmerzen im Finger abnehmen. (Sie kennen das vielleicht: obschon man sich ziemliche arg verletzt hat, spürt man verblüffend wenig Schmerz.)

Innerhalb von Sekunden werden außerdem viele andere heilende Stoffe freigesetzt. Insgesamt laufen gleichzeitig ungefähr 200 chemische Prozesse im Körper ab.

Die Heilung des Fingers beginnt umgehend und dauert kürzer oder länger, abhängig vom Alter, der allgemeinen körperlichen Verfassung, Giftstoffen wie Schwermetallen im Körper, usw.

Dieser Prozess läuft normalerweise automatisch ab, und zwar jedes Mal, wenn man sich verletzt hat, erkältet ist, an einer Grippe leidet oder irgendein anderes gesundheitliches Problem hat.

Leider wird dieser normale Ablauf manchmal be-, wenn nicht gar verhindert. Dies ist auf verschiedene Faktoren wie Erbanlagen, Stress, Gifte, usw., usw. zurückzuführen.

In diesen Fällen kommt Akupunktur 2000 ins Spiel.

Der wesentliche Unterschied zwischen Akupunktur 2000 und der chinesischen Akupunktur ist folgender: Akupunktur 2000 wirkt über das Gehirn.

Aber lassen Sie uns zum Beginn der Entdeckung zurückgehen, die sich möglicherweise als das Gesundheitssystem der Zukunft erweisen kann.

Entdeckung

Alles begann mit einem steifen Nacken. Eines Morgens wachte ich mit starken Schmerzen im linken Arm und im Nacken auf, ich hatte mich offensichtlich „verlegen". Glücklicherweise erwartete ich an jenem Tag keine Patienten, denn ich hätte sie nicht behandeln können. Natürlich hatte ich als Akupunkteur schon viele Patienten mit Schmerzen im Bereich der Halswirbelsäule und des Nackens behandelt. Normalerweise ist es kein Problem, diese Beschwerden zu beseitigen oder doch wenigstens schnell zu lindern. Aber, was auch immer ich an jenem Morgen an mir selber versuchte, ich konnte die Schmerzen bestenfalls um 10% verringern.

Ich konnte meinem Kopf also gerade einmal leicht nach rechts drehen, wodurch ich Mühe hatte, den Ausführungen bei dem Akupunkturkursus, an dem ich die nächsten 3 Tage teilnehmen sollte, zu folgen.

Sobald ich versuchte den Kopf nach links zu drehen, verursachte dies äußerst starke Schmerzen. Ich setzte natürlich alle mir bekannten Möglichkeiten der Akupunktur ein. Ohne Erfolg.

In der Mittagspause stach ich eine Nadel in den Bereich des Ellbogens. Und nun geschah das Erstaunliche:

Im Laufe von Sekunden verschwanden ca. 75 % der Schmerzen!
Das beeindruckte mich. Das beeindruckte mich zutiefst.

Ich machte also weiter mit dieser Art von Behandlung und versuchte eine weitere Besserung durch mehr Nadeln im Bereich des Ellbogens zu erzielen, was jedoch nicht gelang. Als ich am nächsten Morgen erwachte, waren immer noch etwa 75% der Schmerzen verschwunden. Dies war zwar sehr gut, aber noch nicht zufriedenstellend.
Als ich wieder zum Seminar kam setzte ich meine Untersuchungen fort. Ich überlegte, ob es etwas mit einem bestimmten Teil des Gelenkes zu tun haben könnte und begann deshalb verschiedene Fingergelenke zu behandeln. Ich stach mir also versuchsweise eine Nadel ins äußerste Gelenk des Mittelfingers (Abb. 4).

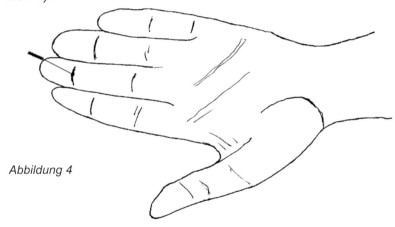

Abbildung 4

Ein Wunder geschah!
Die noch vorhandenen Schmerzen waren sofort völlig verschwunden.
Ich grübelte danach ständig über dieses Phänomen nach, wodurch ich dem eigentlichen Inhalt des Kurses nicht mehr ganz folgen konnte.

Ich hatte „Glück". Montagmorgen, wieder in der Praxis, klagte Randi, eine meiner Assistentinnen, ebenfalls über Nackenbeschwerden. Ich versuchte, bei ihr denselben Punkt am äußersten Gelenk des Mittelfingers zu finden. Sie verspürte einen starken Schmerz, als ich den Punkt traf. Sie sagte, sie hätte ein

Gefühl, als wenn sie 41 Grad Fieber im Nacken hätte – und nach etwa 5 Sekunden waren ihre Schmerzen völlig verschwunden.

Obwohl ich über diesen Erfolg begeistert war, begriff ich erst ein paar Tage später, dass ich zufälligerweise ein völlig neues Gesundheitssystem entdeckt hatte, das das Leben von Tausenden von Menschen auf der ganzen Welt verändern sollte".

Oder korrekter ausgedrückt: Ein Gesundheitssystem, das Tausenden zu einer besseren Gesundheit verhelfen sollte.

In den folgenden Monaten verwendete ich meine gesamte Freizeit (und einen beträchtlichen Teil meiner Arbeitszeit) auf die Erforschung dieses neuen Systems. Je weiter ich mit meiner Forschung kam, desto klarer wurde mir, dass es einzigartige Möglichkeiten beinhaltete, die ich nie zuvor in anderen Gesundheitssystemen gesehen hatte. In dieser interessanten und arbeitsreichen Zeit war mir meine Frau Bodil eine unentbehrliche Stütze und Hilfe. Sie erfasste die Forschungsergebnisse und Phänomene zuverlässig und chronologisch.

Oft brachten Tage oder Wochen nichts Neues. Dann wieder stießen wir plötzlich auf viele neue interessante Phänomene. Es war eine spannende Zeit für die ganze Familie – und für die Patienten, die Zeuge waren von einem „Wunder" nach dem anderen.

Zu diesem Zeitpunkt war ich Leiter der größten Akupunkturklinik Skandinaviens. Der Arzt und die anderen Akupunkteure fragten, ob ich ihnen das neue System nicht beibringen könnte. Mir war jedoch klar, dass meine Forschung diesbezüglich noch nicht genügend fundierte Ergebnisse erbracht hatte und somit das Risiko zu groß war, ihnen etwas Falsches beizubringen. Deshalb sagte ich, dass sie sich gedulden müssten, bis wir mit unserer Forschung soweit seien.

Und genau da sind wir nun. Obwohl einige Kritiker nicht verstehen können, dass ein System so wirkungsvoll und gleichzeitig so einfach zu lernen und anzuwenden sein kann.

Heutzutage ist es nicht ungewöhnlich, dass neue Ideen auf Widerstand stoßen. Im Vergleich mit Albert Einstein, einem der größten Wissenschafter der Welt und Entdecker der Relativitätstheorie, bin ich nur ein einfacher Handwerker und trotzdem haben wir eines gemein: Genau wie alle Neudenker war auch er Hohn und Kritik ausgesetzt.

Auf einem Weltkongress für Mathematiker in Berlin wurde seine Relativitätstheorie als die teuflischste, schrecklichste, fürchterlichste Schwindelnummer bezeichnet, die den Mathematikern der Welt jemals präsentiert worden war.

Welche Krankheiten kann man behandeln?

Die Klassische Chinesische Akupunktur oder Traditionelle Chinesische Medizin (TCM), wie sie im Fachjargon genannt wird, wurde über Tausende von Jahren hinweg zur Heilung von vielen verschiedenen Leiden verwendet – ohne dass man eigentlich wusste, wie sie wirkte. Es steht außer Diskussion, dass Akupunktur wirkt. Dies wurde in über 6000 Abhandlungen zusammen mit den vielen Millionen Akupunkturbehandlungen, die durchgeführt wurden, bewiesen.

Die Welt-Gesundheits-Organisation (WHO) hat unter dem Vorsitz der Vereinten Nationen (UNO) eine Liste der Leiden zusammengestellt, bei denen eine Akupunkturbehandlung besonders geeignet ist.
Die Ergebnisse der Forschung wurden in drei Publikationen von der WHO veröffentlicht: GUIDELINES FOR CLINICAL RESEARCH ON ACUPUNCTURE (1995). ISBN: 92 9061 1146.
EVALUATION OF ACUPUNCTURE PRACTICE BASED ON CONTROLLED CLINICAL TRIALS, WHO DRAFT, GENÈVE / MILANO, NOV. 1996.
ACUPUNCTURE, REVIEW AND ANALYSIS OF REPORTS ON CONTROLLED CLINICAL TRIAL (2002), non serial Publication, ISBN: 92 41 545 437.

Die Indikationsliste der WHO:

Obere Luftwege:
Erkältung
Nebenhöhlenentzündung
Stirnhöhlenentzündung

Atemwege:
Asthma

Bronchitis

Mund - Rachenprobleme:
Zahnschmerzen
Zahnfleischentzündung
Schmerzen nach Zahnextraktion
Akute oder Chronische Halsentzündung

Magen - Darmtrakt:
Schluckauf
Diarrhö
Darmverschlingung
Verstopfung
Darmentzündung
Zuviel Magensäure
Akutes oder Chronisches Magengeschwür
Akute Zwölffingerdarmentzündung
Spasmen der Speiseröhre und des Mageneingangs
Chronische Zwölffingerdarmentzündung

Augenerkrankungen:
Netzhautentzündung
Kurzsichtigkeit bei Kindern
Bindehautentzündung
Grauer Star (ohne Komplikationen)

Nerven -, Muskel - und Knochenerkrankungen:
Gicht
Rheuma
Ischias
Migräne
Kopfschmerzen
Tennisellenbogen
Kreuzschmerzen
Schulter-Arm-Syndrom
Gesichtslähmung
Blasenfehlfunktion
Harninkontinenz
Interkostalneuralgie
Die Folgen von Polio (Kinderlähmung)
Gesichtsnervenschmerzen (Trigeminusneuralgie)

Polyneuropathie
Menière - Krankheit (Schwindel und Ohrensausen)
Lähmung nach einem Schlaganfall (Thrombose/Hirnblutung)
Nackenschmerzen die bis in den Arm hinunter ziehen (z.B. nach einem Schleudertrauma)

Der Bericht der WHO schließt mit der Aussage, dass nicht erwähnte Krankheiten ebenfalls effektiv mit Akupunktur behandelt werden können.

Unserer Erfahrung nach gibt es nur sehr wenige Krankheiten bei denen Akupunktur 2000 nicht wirkt.

Die Erfahrungen der vielen Hunderten von Ärzten und Akupunkteuren, die Akupunktur 2000 erlernt und angewendet haben, zeigen, dass es möglich ist, 90% der Patienten mit den erwähnten Krankheiten in mehr oder weniger großem Ausmaß zu helfen.

Aber auch bei vielen anderen Krankheiten hat sich Akupunktur 2000 als äußerst wirksam erwiesen. Hier folgt eine Übersicht über Leiden, die wir bisher mit Erfolg behandelt haben:

Probleme im Kopfbereich:
Kopfschmerzen, Migräne, Gesichtsnervenschmerzen (Trigeminusneuralgie), Kieferschmerzen, Zahnschmerzen, Schwerhörigkeit, Tinnitus, Herpes, Gürtelrose, Lähmungen im Gesicht (Facialisparese), Schwindel, Sprachstörungen, Stottern, Stirnhöhlen- /Nebenhöhlenentzündung, Folgen von Hirnblutungen oder Thrombosen.
In den letzten 16 Jahren haben wir außerdem Tausende von Augenpatienten aus der ganzen Welt behandelt. Unsere Forschungsergebnisse vom Herbst 2003 dokumentieren, dass wir im Stande sind, 70% der so genannten „austherapierten" Patienten mit den verschiedensten Augenleiden (von Tunnelsichtigkeit, über Maculadegeneration und grünem Star bis hin zu angeborener Blindheit) in mehr oder weniger großem Ausmaße zu helfen.

Probleme in Nacken, Hals, Schultern, Armen:
Nackenschmerzen, Schleudertrauma, Schulterschmerzen z.B.

26

Schulter-Arm-Syndrom, Tennisellenbogen, Golferellenbogen, Ellbogenschmerzen, Schmerzen in Händen und Fingern, Karpaltunnel - Syndrom (Handgelenkschmerzen), Arthrose, Tendinitiden (Sehnenscheidenentzündungen), Kropf, Erkältungen, Grippe, verschiedene Halsprobleme.

Brust und Rücken (nicht Kreuz):
Asthma, Bronchitis, Herzleiden wie z. B. Angina pectoris, Rückenschmerzen, Rippenprellung, Gürtelrose, Husten, Übelkeit.

Verdauungssystem und Kreuz:
Hexenschuss, akute und chronische Kreuzschmerzen, Bandscheibenvorfall, Magengeschwür, akute und chronische Darmentzündungen (Morbus Crohn, Colitis ulcerosa), Magenschmerzen, Leistenbruch, Leber - und Nierenprobleme, Milzprobleme, Gallenkoliken, Darmkoliken.

Unterleib, Gesäß, Beine:
Menstruationsbeschwerden, hormonelle Störungen, Probleme mit der Gebärmutter, Probleme nach einer Geburt, Beckenbodenablösung, Arthrose in den Hüften, Knien oder Füssen, Ischias, Hüftbeschwerden, sexuelle Probleme wie z.B. Impotenz, Schmerzen beim Geschlechtsverkehr, Kinderlosigkeit sowohl bei Frauen als auch bei Männern, Durchfall und Verstopfung, Prostatahypertrophie, Verletzungen des Schienbeins, Blasenentzündung, unfreiwilliges Wasserlassen bei Kindern über 7 Jahren und Erwachsenen, geschwollene Knie, Fersensporn, alle Arten von Sportverletzungen der Beine, Muskelzerrungen, Achillessehnenentzündung oder Schmerzen, hängender Fuß.

Verschiedenes:
Alle Arten rheumatische Erkrankungen, z.B. Gelenkrheuma, Muskelrheuma, Fibromyalgie, Morbus Bechterew, chronische Müdigkeit, Allergien, niedriger Blutzucker und die 38 Folgesymptome, Diabetes Typ2, halbseitige Lähmung, schlechtes Immunsystem, Ödeme (Wasser im Körper), verschiedene Kreislaufbeschwerden, alle Arten von Sportverletzungen, Juckreiz, hoher Blutdruck, Ekzeme, Psoriasis, Krämpfe, kalte Hände und Füße (Morbus Raynaud), verschiedene postoperati-

ve Probleme, Probleme mit den Drüsen (endokrine Probleme).

Es gibt Tausende von Diagnosen. Alleine im Bereich der Augen sind heute über 10.000 verschiedene Erkrankungen bekannt. Wenn Sie, oder einer ihrer Freunde, an einer Krankheit leiden sollten, die oben nicht aufgeführt ist, bedeutet dies nicht, dass diese nicht behandelbar ist. Unseren Erfahrungen nach gibt es nur eine Hand voll Krankheiten, bei denen Akupunktur 2000 nicht –manchmal mehr manchmal weniger- anschlägt.
Wir werden uns später mit der Behandlung der verschiedenen Leiden befassen.

Und jetzt zum Besten: *Bis heute sind keine negativen Neben-wirkungen von Akupunktur 2000 registriert worden.*

Die Behandlung kann kurzfristige Reaktionen auslösen, wie Müdigkeit, ein Wärme- oder Hitzegefühl und übelriechendem Urin sowie Stuhlgang.

Um die optimale Wirkung von Akupunktur 2000 zu erzielen ist es sehr wichtig genügend Wasser zu trinken. Mindestens 2 Liter pro Tag.

Die zusätzliche Einnahme und Dosierung von Medikamenten sollte natürlich immer mit einem Arzt besprochen werden, genauso wie man sich immer erst von einem Arzt untersuchen lassen sollte, der eine Diagnose stellt, bevor man mit der Behandlung an sich selbst oder einem Freund beginnt.

Kapitel 3: Kann jeder Akupunktur 2000 lernen?

Klassische Chinesische Akupunktur

Akupunktur 2000 hat eine Ähnlichkeit mit der Traditionellen Chinesischen Medizin (TCM): Man verwendet Nadeln. Es gibt jedoch viel mehr Unterschiede als Ähnlichkeiten. In der TCM werden Begriffe verwendet wie Innen und Außen, Kälte und Wärme, Leere und Fülle, Yin und Yang. Des Weiteren gibt es so etwas wie die 5 Elemente und 8 Prinzipien und viele weitere Ausdrücke. Alle diese Dinge sind nicht vorhanden in der Akupunktur 2000.

Akupunktur 2000 hat vielleicht mehr mit Chiropraktik zu tun, als mit TCM.

Wenn man sich erst einmal damit befasst hat, wie die Punkte rund um die Gelenke zu behandeln sind, ist Akupunktur 2000 sehr einfach zu verwenden.

Es ist natürlich ein Vorteil, wenn man so gut wie möglich in Akupunktur ausgebildet ist. Akupunktur 2000 ist jedoch ein einzigartiges System, bei dem keine TCM Vorkenntnisse notwendig sind. Wenn man erst einmal die Grundsätze begriffen, hat ist es sehr einfach und schnell zu lernen. Hinzuzufügen ist noch, dass die Ergebnisse in den meisten Fällen sehr schnell zu erzielen sind.

Nun verstehen Sie vielleicht, weshalb ich den Namen Akupunktur 2000 gewählt habe?

Bis zum heutigen Tage haben weitaus mehr als 1000 Ärzte, Physiotherapeuten, Chiropraktiker, Heilpraktiker, Akupunkteure und andere Therapeuten aus dem alternativen Sektor Akupunktur 2000 erlernt.

In Dänemark sind die meisten Schüler entweder Akupunkteure oder Zonentherapeuten.

Gut die Hälfte der norwegischen Schüler sind Physiotherapeuten, während die Hälfte unserer Schüler südlich der Grenze aus Ärzten und staatlich anerkannten Heilpraktikern besteht.

Sie alle haben eine Gemeinsamkeit: Sie sind erstaunt darüber, wie leicht unser System zu lernen und zu benutzen ist, und wie schnell die Resultate sichtbar sind.

Hier ein kleiner Auszug aus den unzähligen Rückmeldungen, die ich von unseren Schülern erhalte.

Lieber John,
Vielen Dank für den einmaligen Kurs in Oslo Anfang Herbst dieses Jahres!
Ich will dir gerne berichten, dass ich Akupunktur 2000 seither fleißig verwendet habe und damit einige phantastische Resultate erzielte.
Ich behandle viele Schmerzpatienten, und die Ergebnisse mit dieser neuen Methode sind oft nur als Wunder zu bezeichnen.
Patienten mit chronischen Rückenschmerzen erheben sich von der Pritsche und erzählen, dass sie sich seit Jahren nicht so gut gefühlt haben. Nacken- und Schulterschmerzen verschwinden im Laufe von nur wenigen Behandlungen.
Meine Arbeitskollegen, Chiropraktiker und Masseure, sind ebenfalls vollständig begeistert, was dazu führt, dass mein Terminkalender randvoll ist.
Es macht wieder unglaublich viel Spaß zu arbeiten!
Noch einmal tausend Dank!
Freundliche Grüsse M – Dr. med.

Lieber John Boel!
Ich hatte die Freude an deinem Seminar teilzunehmen und habe die vergangene Woche begonnen, mit deinem Akupunktursystem zu arbeiten.
Die Erfolge ließen nicht lange auf sich warten. Zum Beispiel hatte ich einen Patienten, der seit 42 Jahren an Tinnitus litt und in dessen Ohren plötzlich Ruhe war.
Einer meiner Kollegen hatte starke Nackenschmerzen seit einem Bandscheibenvorfall vor 3 Jahren. Nach nur 2 Behand-

lungen sind die Schmerzen beinahe völlig verschwunden.
Ich könnte damit weiterfahren über meine Erfahrungen in dieser Woche zu berichten. Die Ergebnisse sind jedoch so auffällig, dass ich gerne systematisch an ihrer Registrierung arbeiten werde.
Weiterhin alles Gute
L – Physiotherapeut

Ich habe eine Frau behandelt, die seit 40 Jahren an starken Kopfschmerzen litt und die schon alles versucht hatte. Nach 3 Behandlungen mit A2000 hatte sie die erste schmerzfreie Woche seit 40 Jahren. Das ist phantastisch.
Danke und bis zum nächsten Mal
M – Akupunkteur

Lieber John,
Deine Akupunktur 2000 ist phantastisch.
In dieser Woche habe ich neben den Augenpatienten auch ungefähr 100 Schmerzpatienten mit verschiedenen Leiden behandelt, wie z.B. Migräne, Kopfschmerzen, Lumbago, Schulter-Armsyndrom, Magenschmerzen, Rheuma, Gicht usw.
Über 90% der Behandelten erlebten eine augenblickliche Linderung.
H.P.W. – Dr. med.

Ich möchte mich nochmals dafür bedanken, am Akupunktur2000-Wochenende dabei gewesen sein zu dürfen. Ein wirklich lohnendes Seminar.
Ich habe diese Methode seither täglich in meiner Praxis verwendet, mit guten Ergebnissen.
Ein Beispiel dafür ist eine ältere Dame, die ich gegen Schmerzen und Versteifung der rechten Schulter behandelt habe. Mit der chinesischen Akupunktur konnte ich ihre Schmerzen entfernen aber die Schulter wurde nicht beweglicher. Sie wurde gescanned und die Ärzte fanden heraus, dass das Band in ihrer Schulter gerissen war. Auf Grund ihres Alters wollten sie jedoch nicht operieren und so sollte sie lernen damit zu leben.
ABER die Behandlung mit Akupunktur 2000 hat ihr beinahe die volle Beweglichkeit zurückgegeben!!!!
Es ist immer noch ein Erlebnis nur ein oder zwei Punkte zu behandeln und zu sehen, wie der Patient meist augenblicklich

schmerzfrei wird.
Mit freundlichen Grüssen
A – Heilpraktiker

Hallo John,
Ich bin völlig begeistert von Akupunktur 2000 und verwende sie mit großem Erfolg. Hier folgen einige Beispiele, bei denen ich mit anderen Methoden nicht helfen konnte.
Lähmung des linken Beines wegen Bandscheibenvorfall: nach 2 Nadeln in den 3. und 5 Zeh um 50% besser.
Tinnitus seit 3 Jahren: augenblickliche Verbesserung durch nur eine Nadel in den A2000-Punkt im Knie.
Ständige Kopfschmerzen seit 3 Jahren: nach 3 Behandlungen mit A2000 in Knie und 2.Finger war der Patient 100% schmerzfrei.
Schulterschmerzen seit 1/2 Jahr: nach 1 Nadel in den A2000 Kniepunkt war der Patient 100% schmerzfrei.
M.B. – Arzt

Lieber John,
Ich habe die Witwe eines bekannten Professors mit Akupunktur 2000 behandelt. Ihre Sehkraft war generell schlecht, sie war nachtblind und hatte wie kleine schwarze Fäden, die in den Augen herumflimmerten. Nach 10 Behandlungen hat sich ihre Sehkraft bedeutend verbessert und die beiden anderen Störungen sind verschwunden.
Vielen Dank
B – Arzt

Lieber John,
Gleich nachdem ich von deinem Kursus nach Hause gekommen bin habe, ich einige Patienten mit Akupunktur 2000 behandelt. Ich hatte es aufgegeben diesen Patienten mit anderen Methoden zu helfen.
5 akute Ischiaspatienten.
2 mit Schulter-/Armschmerzen.
Bei allen verschwanden die Schmerzen vollständig mit der Behandlung von nur einem Punkt.
Viele Grüsse
M.H. – Heilpraktiker

Lieber John,

Ich habe letztes Wochenende an deinem Kurs teilgenommen und will dir gerne von 2 Patienten berichten, denen ich mit anderen Methoden nicht helfen konnte.

Einer der Patienten litt seit 10 Jahren konstant an Rückenschmerzen. Ich habe ihn viele Male behandelt – ohne Erfolg.

Außerdem hat er alles versucht innerhalb der Schulmedizin und auch alternativen Behandlungsarten.

Ich habe ihn nun 5 Mal mit Akupunktur 2000 behandelt, an 1-2 Punkten täglich, mit dem Resultat, dass er 100% schmerzfrei ist.

Ein älterer Patient litt an Rückenschmerzen seitdem er 18 Jahre alt war. Nach nur einer Nadel in den A2000 Punkt im Knie verringerten sich die Schmerzen um ca. 75%.

Vielen Dank dafür, dass ich das lernen durfte.

B – Heilpraktikerin

Lieber John,

Es gibt keinen Zweifel darüber, dass A2000 gut ist und ich persönlich hatte großen Erfolg im Speziellen mit: Ischias, Schulter- und Nackenproblemen. Hier ein paar typische Beispiele:

1. Patient 52 Jahre alt, männlich, Maurer, klagte über Schmerzen im Kreuz, die bis hinunter ins Bein ausstrahlten. Ein typisches Ischiasproblem. Eine Behandlung mit 2 Nadeln und die Schmerzen waren weg. Er beschrieb es selbst wie folgt: „ Das ist total verrückt! Ich glaube nicht an „solches Zeug", aber es ist so, als ob du auf einen Knopf gedrückt hast und jetzt sind meine Schmerzen weg". Er war schmerzfrei über 3 Monate hinweg wonach er eine weitere Behandlung erhielt mit demselben Resultat.

2. Patient ein 46-jähriger Steuerberater. Die Arbeit zu Hause als Selbstständiger auch an den Wochenenden machte die Schmerzen in der linken Schulter, an denen er schon seit einigen Jahren litt, auch nicht besser. Nach 2 Behandlungen mit einer Stunde Pause dazwischen, war der Schmerz weg und er konnte seinen Arm zum ersten Mal seit langer Zeit ohne Schwierigkeiten vollständig drehen.

Gruß A.- C. Zonentherapeutin

Lieber John,

Ich habe richtig gute Erfolge bei Schulter-Armsyndromen, Tennisellenbogen, Herzproblemen, Rückenschmerzen, Atemproblemen und vielen mehr, seit ich mit A2000 begonnen habe.

Es ist wundervoll, die Nadeln als Werkzeug zu so schneller Besserung zur Verfügung zu haben.

Liebe Grüsse

R – Zonentherapeutin

Wie schon früher versprochen, schicke ich hier einige der phantastischen Resultate, die ich seit meiner Bekanntschaft mit Akupunktur 2000 erzielt habe.

Ich bin diplomierter Masseur und Sporttherapeut. Dies in Kombination mit Akupunktur 2000 führte zu einigen phantastischen Resultaten.

In unserer Praxis arbeite ich täglich mit meiner Frau zusammen, einer ausgebildeten Zonentherapeutin und Akupunkteurin (chinesisch.) Auch da hat sich die Kombination mit Akupunktur 2000 als großartig erwiesen.

Lobreden in bezug auf Akupunktur 2000 können beinahe nicht übertrieben werden. Sie ist einfach und unglaublich effektiv.

Nachdem ich nun schon einige Erfahrung mit Akupunktur 2000 habe, nehme ich mich auch schwierigerer Fälle an.

Ich habe bisher nur ca. 10 Augenpatienten behandelt, alle mit großem Erfolg.

Sehr viele Rheuma- und Gichtpatienten mit sehr großem Erfolg, was dazu führte, dass nun auch Patienten aus anderen Landesteilen sich bei uns behandeln lassen.

Gegen Sportverletzungen ist es ebenfalls sehr effektiv. Nach deinem Seminar wurde ich Betreuer des Herrenhandballclubs Ribe, welcher in der ersten Division spielt. Die Mannschaft hat keine Verletzten zu beklagen und liegt auf Platz Nummer 1. (Ein Teil davon ist wohl auch mein Verdienst.)

Das war ein kleiner Einblick in meinen Alltag. Ich habe bisher noch niemanden getroffen, dem ich mit Akupunktur 2000 nicht helfen konnte.

Vielen Dank für diese tolle Entdeckung.

Mit freundlichen Grüssen

S.A. - Sporttherapeut

Unsere Schüler stammen, wie bereits erwähnt, meist aus dem Gesundheitssektor, mit wenigen Ausnahmen. Hier folgt ein Brief, den ich von einem unserer Patienten erhielt, den ich eingeladen hatte, an einem Wochenendseminar teilzunehmen. Ich habe mich dazu entschlossen diesen Brief hier zu veröffentlichen um zu zeigen, dass jeder diese Technik erlernen kann, schnell und ohne Vorkenntnisse.

Erlebnisse mit Akupunktur 2000

Es ist jetzt ungefähr 2 Monate her, dass ich an einem Seminar über Akupunktur 2000 teilgenommen habe und als Einleitung kann ich wohl sagen, dass dies nicht vergebens war.

Als ich mich zu dem Wochenendkursus anmeldete, hatte ich keine anderen Voraussetzungen als meine eigenen guten Erfahrungen, die ich gemacht hatte bei der Behandlung durch John Boel Sr. und John Boel Jr.

Ich war beeindruckt davon, dass man Dinge wie Rückenschmerzen, Abszesse und so weiter mit diesen kleinen Nadeln beheben konnte.

Ich bin weder Akupunkteur, Zonentherapeut noch sonst etwas in dieser Richtung und zu dem Zeitpunkt bekam ich ein mulmiges Gefühl beim bloßen Gedanken daran, jemanden mit einer Nadel zu stechen (ich bin Automechaniker von Beruf.) John meinte jedoch, dass ich dies leicht lernen könnte.

Dies sollte sich als wahr erweisen. Da ich als Patient schon beeindruckt war, weiß ich nicht mit welchen Worten ich meine Gefühle nach dem Seminar beschreiben soll.

Ich fand schnell heraus, dass wirklich jeder die Grundlagen von Akupunktur 2000 erlernen kann und nach nur wenigen Stunden im Stande ist Leute zu behandeln.

Akupunktur 2000 ist ein unglaublich einfaches und effektives System. Ich habe seither 50 – 60 Patienten behandelt und nur bei zwei von ihnen gelang es mir nicht, eine merkbare Verbesserung zu erzielen.

Ich behandelte alles, von Knieschmerzen, Schwerhörigkeit, offenen Beinen, Rückenschmerzen bis hin zu Fußschmerzen. Jedes Mal mit wirklich gutem Erfolg. Die ersten paar Mal war ich selber überrascht über die Wirkung von Akupunktur 2000. Erst dachte ich, dass dies unmöglich sein kann, aber in der Zwischenzeit bin ich mir 100%-ig sicher, dass ich mit Akupunktur 2000 jedes Mal phantastische Resultate erzielen kann.

Die kleinen Nadeln sind zu meinem ständigen Begleiter geworden, und ich helfe täglich irgendwelchen Leuten mit diesem neuen System. Es macht viel Spaß, dies zu erleben und zu sehen, wie die Ergebnisse auf andere Leute, die gerne Hilfe erhalten wollen, wie ein Magnet wirken. Mach eine gute Arbeit und andere werden fragen, ob du auch ihnen oder einem ihrer Bekannten helfen kannst.

Heute habe ich einen Mann behandelt, der solche Fußschmerzen hatte, dass er beinahe nicht gehen konnte. Ich setzte eine einzige Nadel und nach einer halben Stunde waren alle Schmerzen vollständig verschwunden. Ein anderer Mann hatte dies mitverfolgt und begann gleich über die Beschwerden mit seinem Ellbogen zu sprechen. Ich setzte eine Nadel und ließ sie nur 5 Minuten drin. Nach einer Stunde kam er zu mir, um mir zu erzählen, dass es seinem Ellbogen besser ginge. Er konnte seinen Arm ausgestreckt in die Höhe strecken. Dies war zuvor nicht möglich gewesen.

Ich könnte noch viel mehr berichten. Zusammenfassend möchte ich jedoch sagen, dass Akupunktur 2000 ein Geniestreich ist, der von jedem erlernt und mit großem Erfolg benutzt werden kann.

Danke John
Mit freundlichen Grüssen
Michael Vater

Dies war der Bericht eines Laien. Hier folgt ein Auszug aus einem Artikel, der von einer professionellen Akupunkteurin, einer Redakteurin der Fachzeitschrift für die norwegischen Akupunkteure mit dem Titel „De Qi", was chinesisch ist und soviel bedeutet wie: „Das Gespür für Nadeln".

Von Magnhild Bugge, Redakteurin.
Ist Akupunktur 2000 ein von den Medien aufgebauschtes Wundermittel, oder eine seriöse Alternative?
Die Redakteurin und einige Akupunkteure nahmen an einem Kurs von John Boel teil, und ich kann sagen, dass wir zum Schluss alle positiv überrascht waren.
.

Ich gebe gerne zu, dass wir mit einer offenen Haltung aber auch einer guten Portion Skepsis am Seminar in Oslo ankamen.

36

Vor kurzem war ein Artikel in der norwegischen Ausgabe des Wochenblattes erschienen, in dem beschrieben wurde, wie John Boel einer jungen Frau nach einem Augeninfarkt im rechten Auge mit nur einer Akupunkturbehandlung die Sehkraft zurückgegeben hatte. Nun hielt er ein zweitägiges Seminar, und dies sollte für jeden ausreichen um seine Methode zu erlernen. Die Schülerschaft war eine bunte Mischung aus Heilpraktikern, Physiotherapeuten, Ärzten und einigen früheren Patienten, die sich für diese Methode interessierten.

Unsere Skepsis wuchs, als er damit begann seine Geschichte über die zufällige Entdeckung von Akupunktur 2000 zu erzählte. Wie er bei einem steifen Nacken an sich selber herumgeprobt hatte und schließlich in Sri Lanka zum „Akupunkteur des Jahrhunderts" gekürt worden war.

Aber als er dann damit begann seine Methode und Erfahrungen genauer zu erläutern und besonders, als er anfing Patienten zu behandeln, verwandelte sich unsere Skepsis in Bewunderung und Respekt.

John Boel sagt selbst, dass er ein Handwerker und kein Theoretiker ist. Er konzentriert sich auf Resultate. Er führt Statistiken über das was er tut, um zu untersuchen, welche Methode seiner Akupunktur am besten wirkt. Zusammen mit seinem Sohn hat er in den letzten 20 Jahren mehr als 5 000 Augenpatienten und über 15 000 andere Patienten behandelt. Es wären wohl niemals so viele Patienten gekommen, wenn es nicht gewirkt hätte!

Reflexzonen an allen Gelenken
John Boel besitzt eine dreijährige Ausbildung in Traditioneller Chinesischer Akupunktur von NIHAW (Tommy Iversen.) Des weitern hat er Ohrenakupunktur bei Raphaël Nogier und ECI-WO-Akupunktur bei Professor Yinquing Zhang studiert. Auf Grund dieser Ausbildung entdeckte er, dass sich rund um die Gelenke sehr empfindliche Punkte, so genannte Reflexpunkte, befinden. Diese Bereiche sind mit verschiedenen Teilen des Gehirns verbunden. Wenn sie stimuliert werden, wird vom Gehirn ein Signal zum erkrankten Körperteil geschickt und die Heilung beginnt.

In der Theorie läuft es darauf hinaus, dass man an jedem Gelenk des Körpers jedes Leiden behandeln kann. In der Praxis hat John Boel die Erfahrung gemacht, dass sich einige

Punkte besser dazu eignen bestimmte Krankheiten zu behandeln als andere. Diese Reflexzonen befinden sich an allen Gelenken und sind verbunden mit dem Rückenmark.

Viele der klassischen Akupunkturpunkte befinden sich an oder bei den Gelenken, was vielleicht erklärt, weshalb sie so wirksam sind. Die Beispiele sind zahlreich.

Unmittelbare Wirkung?

John Boel zufolge ist es von entscheidender Wichtigkeit, beim Patienten den schmerzempfindlichsten Punkt am Gelenk zu finden. Zuerst benutzt man einen Punktsucher um genau diese Stelle zu finden. Dann setzt man eine Nadel in genau diesen Punkt und fragt beim Patienten nach, ob sie/er eine Veränderung spürt, wenn es sich um einen Schmerzpatienten handelt oder ob sie/er besser sehen kann im Falle eines Augenpatienten. Falls keine Wirkung erzielt wurde, zieht man die Nadel wieder heraus und versucht es noch mal, bis man DEN Punkt getroffen hat.

Viele Seminarteilnehmer hatten Schmerz- oder Augenpatienten zur Behandlung mitgebracht, bei denen die ursprünglichen Behandlungsmethoden nicht angeschlagen hatten.

John Boel behandelte mindestens fünf Augenpatienten, wovon die meisten an Maculadegeneration, einer „unheilbaren Augenerkrankung", litten. Bei den Patienten wurde jeweils ein Sehtest vor der Behandlung und unmittelbar danach durchgeführt. Zwei der Patienten erfuhren eine bemerkenswerte Verbesserung, von gerade Mal etwas erkennen bis auf der Sehtafel weit nach unten lesen können. Auch die anderen Patienten sahen besser nach nur einer Behandlung.

Die restlichen Patienten waren Schmerzpatienten. Einer davon mit anhaltenden Kopfschmerzen und Druck nach einem Unfall. Unmittelbar nach dem die erste Nadel ins Fingergelenk gestochen worden war bemerkte die Patientin einen Stich im Kopf und ein Wärmegefühl, worauf der Druck verschwand. Die Dame reagierte mit ungläubigem Kopfschütteln und Tränen der Erleichterung.

Eine andere Schmerzpatientin hatte unzählige Knieoperationen hinter sich und musste gegen ihre Schmerzen Morphintabletten nehmen. An diesem Tag hatte sie jedoch keine Tabletten genommen und sagte die Schmerzen liegen bei 6 auf einer Skala von 0 bis 10. John Boel setzte eine Nadel in das andere Knie worauf sich die Schmerzen um die Hälfte verringerten und die Frau einen klareren Blick bekam.

Ein bekannter Fußballspieler mit einer Fußverletzung erhielt eine Behandlung am Samstag und spielte nach nur dieser einen Behandlung einen Match am Sonntag.

John Boels Methode wurde weder von Ärzten noch von TCM Akupunkteuren unmittelbar mit großer Begeisterung aufgenommen. Niemand glaubt, dass es so einfach sein sollte.

Dann wurde mir klar, dass John Boel eine Art Thor Heyerdahl der Akupunktur ist. Auf Grund seines Könnens und seiner Erfahrung denkt er neue Gedanken, was zu untraditionellen Theorien und Lösungen führt, die oft nicht verstanden werden. Ich denke wir müssen unsere Einstellung ändern und akzeptieren, dass wir keine vollständige Erklärung dafür geben können, wie und warum Akupunktur wirkt. Tatsache ist, dass die Ärzte z.B. nicht wissen, weshalb Paracetamol wirkt, aber aus Erfahrung wissen wir, dass es wirkt.

JB: Danke Magnhild, ich bin sehr stolz darauf, dass du an deinem 40. Geburtstag an meinem Seminar teilgenommen hast. Der Vergleich mit dem großen Entdeckungsreisenden Thor Heyerdahl, der bewiesen hat, dass „Experten" nicht unbedingt immer recht behalten müssen, lässt mich beinahe demütig werden.

Um zu zeigen, dass Akupunktur 2000 das beste schmerzlindernde System ist das existiert, laden wir unsere Schüler dazu ein Patienten zu behandeln, denen sie selbst bisher nicht hatten helfen können. Die meisten dieser Patienten, haben bereits erfolglos alles zwischen Himmel und Erde versucht. Wir sprechen also von wirklich schwierigen Fällen, wie z.B. Bandscheibenvorfall.

Die Behandlung wird jeweils während des Seminars durchgeführt und oft sind auch Augenpatienten zur Stelle, die an „unheilbaren" Augenerkrankungen leiden.

Seit wir dies eingeführt haben, haben mein Sohn und ich über 150 Schmerzpatienten und mehr als 30 Augenpatienten behandelt, denen weder von Schulmedizinern, noch von Heilpraktikern hatten geholfen werden können.

Die Ergebnisse waren überraschend, oder besser gesagt schockierend. Bisher konnten wir nur bei 9 der 150 Schmerzpatienten keine spürbare oder wie es in der Fachsprache heißt, „signifikante Verbesserung" erzielen.

Dass man mit nur 1 – 3 Nadeln Schmerzpatienten helfen konnte, bei denen schon alles versucht worden war, beeindruckte die meisten meiner Schüler.

Ich denke, dies demonstriert besser als alles andere die Macht von Akupunktur 2000.
Obwohl ich wohl Gefahr laufe einige Leute ernstlich vor den Kopf zu stoßen, bezeichne ich Akupunktur 2000 als „die weltweit beste schmerzstillende Methode, ohne Nebenwirkungen".
Das Beste daran ist jedoch, dass Akupunktur 2000 nicht alleine nur schmerzstillend wirkt, sondern zur selben Zeit auch markant zur Heilung beiträgt, da sie den Heilungsprozess der Natur unterstützt.

„Rezepte"
Akupunktur 2000 hat bisher Tausenden von Menschen auf der ganzen Welt geholfen.
Patienten mit allen möglichen und unmöglichen Problemen. Sie haben jedoch eine Sache gemeinsam und das ist, dass sie von der Schulmedizin als austherapiert abgestempelt worden sind.
Meine Kollegen stellen oft die Frage: Welches Gelenk soll ich zur Behandlung von ... und dann kommt der Name irgendeiner Krankheit, benutzen?
Ich will hier ganz klar festhalten, dass alle Gelenke benutzt werden können. Unsere Erfahrung hat zwischenzeitlich gezeigt, dass einige Gelenke effektiver sind als andere.
Diese Anleitung gilt nur, wenn Sie mit Akupunkturnadeln behandeln. Wenn Sie mit der Stricknadel oder der Kugelschreiberspitze drücken ist es am besten, wenn Sie die äußersten Gelenke der Finger behandeln.
Wenn Sie nadeln, folgen Sie hier einigen Vorschlägen, die sich bisher im Allgemeinen als die effektivsten Behandlungspunkte erwiesen haben (Faustregeln.)

Krankheiten vom Nabel an aufwärts:

Wahl: Punkte rund um den Ellbogen
Wahl: Zeigefinger äußerstes(distalstes) Gelenk
Wahl: Grundgelenk des kleinen Fingers
Wahl: Grundgelenk des Zeigefingers
Wahl: äußerstes (distalstes) Gelenk des Daumens
Wahl: äußerstes (distalstes) Gelenk des großen Zehs

Krankheiten vom Nabel an abwärts:
Wahl: Punkte rund ums Knie
Wahl: äußerstes (distalstes) Gelenk des großen Zehs
Wahl: Grundgelenk des großen Zehs
Wahl: Schultergelenk
Wahl: Zeigefinger äußerstes (distalstes) Gelenk

In den ersten Jahren brauchte ich oft nur eine einzige Nadel. Es hat sich jedoch gezeigt, dass die Resultate besser sind und die Heilung schneller voranschreitet, wenn man beidseits (bilateral) behandelt. Das heißt, derselbe Punkt auf der rechten und linken Körperhälfte wird gleichzeitig behandelt. Zum Beispiel beide Zeigefinger oder großen Zehen.
Wenn es sich um einen Schmerzpatienten handelt und die Schmerzen sich nicht bedeutend verringern nachdem ich zwei Nadeln gesetzt habe, versuche ich es mit einem anderen Gelenk (Ellbogen, Finger, Zeh, etc.)
Es geht daran einen schmerzempfindlichen Punkt zu finden und diesen zu behandeln. Das Allerwichtigste ist es, DEN PUNKT GENAU ZU TREFFEN! Wie schon früher im Buch beschrieben ist dies von grundlegender Bedeutung, wenn man mit Akupunktur 2000 Erfolge erzielen will.
Ich würde beinahe schwören, dass fehlende Resultate ausschließlich daher rühren, dass der Punkt nicht genau getroffen wurde.
Mit der obigen Vorgehensweise helfen wir über 95% aller Schmerzpatienten, gut 80% der Leute, die an verschiedenen chronischen Erkrankungen leiden und über 70% aller Augenpatienten, denen mitgeteilt wurde, „dass sie lernen müssten damit zu leben", eben so genannten „unheilbaren" Augenpatienten.

Ein kleiner Gruß an Kollegen, die Akupunktur 2000 richtig erlernen möchten.

Wir halten Wochenendseminare in verschiedenen Teilen Europas ab.

Auf unserer Homepage www.aku2000.de finden Sie mehr Informationen zu unseren Seminaren und wann und wo diese stattfinden.

Nachdem Sie dieses Buch studiert haben, kennen Sie die Theorie. Am Seminar werden Sie zum Experten der Anwendung dieser Methode gemacht - zur Freude und zum Wohle Ihrer Patienten.

Sie lernen selbstverständlich die Nadeltechnik, aber auch wie man Akupunktur 2000 mit Druck und Laser ausführt.

Kapitel 4: Die Behandlung

Die Behandlung besteht darin, kleine, dünne Nadeln in bestimmte Punkte rund um die Gelenke zu setzen oder mit der Spitze eines Kugelschreibers, einer dicken Stricknadel oder einem ähnlich geformten Gegenstand auf diese Punkte zu drücken.

Wenn ich also weiter hinten im Buch schreibe: „Setzen Sie eine Nadel in diesen Punkt", dann kann man einfach auch auf diesen Punkt drücken.

Es ist sehr einfach eine „Akupunktur-2000-Diagnose" zu stellen. Sie brauchen nicht zu wissen, wie der Fachausdruck für die Krankheit oder das Problem lautet. Das Einzige, was Sie herausfinden müssen ist, welche Stelle des Körpers betroffen ist. Danach schauen Sie auf die folgenden Zeichnungen und setzen eine Nadel in den entsprechenden Reflexpunkt an eines der Gelenke. So einfach ist das.

Lassen Sie uns noch einmal Abbildung 4 anschauen:

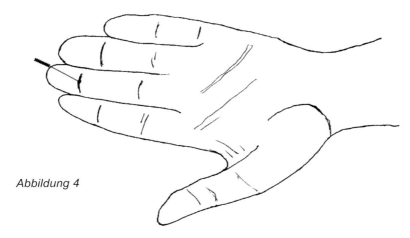

Abbildung 4

Wenn man eine Nadel in diesen Punkt an der Innenseite des Fingers sticht, dann behandelt man den obersten Teil des Kopfes. Wenn man die Nadel 1 mm weiter zur einen oder anderen Seite sticht, dann behandelt man Leiden, die sich etwas weiter unten am oder im Kopf befinden.

Erfahrungsgemäss ist dies etwas schwierig zu verstehen, deshalb folgen ein paar Bilder zur Illustration der Punktlokalisationen.

Abbildung 5 zeigt einen Punkt, der Probleme im Steißbein, in den Geschlechtsorganen und in einem Teil der Beine behandelt.

Abbildung 6 zeigt den Punkt, den man bei Unterleibs- und Kreuzbeschwerden, sowie bei Problemen in einem bestimmten Bereich der Beine behandelt. Es ist auch genau dieser Punkt, der bei Ischias genadelt wird. Aber darauf kommen wir später

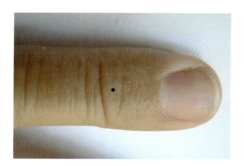

Abbildung 5.

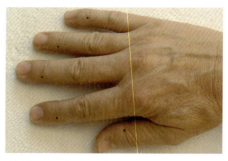

Abbildung 6.

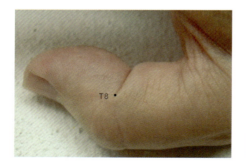

Abbildung 7.

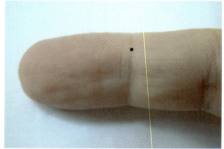

Abbildung 8.

zurück, wenn wir detaillierte Behandlungsvorschläge für die verschiedenen Krankheiten besprechen.

44

Abbildung 7 zeigt einen Punkt, der bei Problemen der Leber, der Milz, der Nieren und dem ganzen Bereich, in dem diese Organe liegen, verwendet wird.

Abbildung 8 zeigt einen Punkt, der bei Krankheiten im oberen Teil des Rückens und der Brust, einschließlich der sich dort befindlichen Organe, sowie bei Problemen an den Händen und im Bereich der Unterarme verwendet wird.

Die Abbildungen 9a und 9b zeigen die Lage aller Punkte.

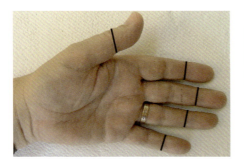 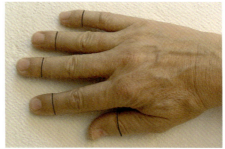

Abbildung 9a.   Abbildung 9b.

Es ist einfach zu lernen

Die gezeigten Punkte befinden sich an den gleichen Stellen an allen Gelenken: Finger-, Ellbogen-, Schulter-, Knie-, Zehenge-lenke usw. – in und um diese Gelenke herum.
Wenn Sie z.B. das letzte Gelenk des Daumens (in der Fach-sprache nennt man dies auch das distale Gelenk) nehmen, so befinden sich die Reflexpunkte für den obersten Teil des Kopf-es auf der Daumenunterseite (Figur 10a) und die Reflexpunkte

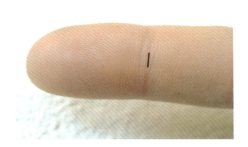 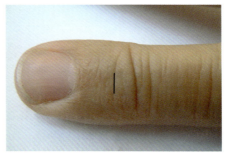

Abbildung 10a.   Abbildung 10b.

für den untersten Teil des Körpers und für die Beine liegen auf der Oberseite unter der Gelenkkapsel (Figur 10b.)

Damit es nicht zu theoretisch wird und wir auch sicher sind, dass wir von denselben Punkten sprechen, schauen wir uns ein Modell der Wirbelsäule an.

Um das Ganze etwas übersichtlicher zu machen, haben wie den Körper bzw. die Wirbelsäule in 4 Abschnitte aufgeteilt

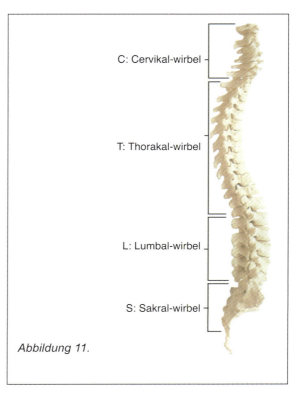

C: Cervikal-wirbel

T: Thorakal-wirbel

L: Lumbal-wirbel

S: Sakral-wirbel

Abbildung 11.

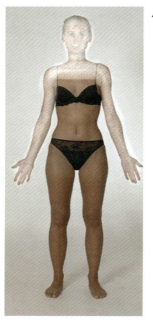

Abbildung 12a.

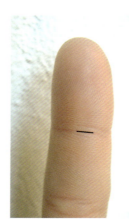

Abbildung 12.

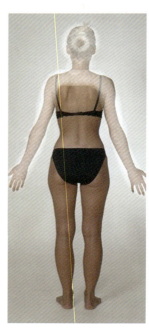

Abbildung 12b.

(Abbildung 12 - 15). Der erste Abschnitt deckt Kopf, Arme, Schultern und den oberen Teil des Rumpfes.

Der zweite Abschnitt geht bis zur Körpermitte.

Wenn man den Finger biegt, entstehen auf beiden Seiten des Gelenks kleine Hautfalten. Dort liegt der Reflexpunkt für den achten Brustwirbel (auch Thorakalwirbel genannt = Th8)

Man kann den Körper auch in Segmente aufteilen. Unter einem Segment versteht man einen Teil des Körpers, der durch einen bestimmten Nerv beeinflusst wird.

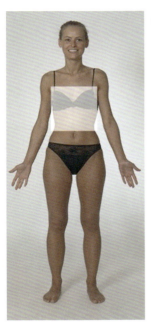

Abbildung 13a.

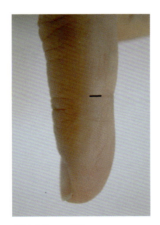

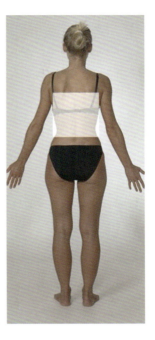

Abbildung 13.

Abbildung 13b.

Dieser 1. und 2. Abschnitt des Fingergelenkes, von der Mitte bis hin zu der kleinen Hautfalte, (Abbildung 13) deckt also C1 bis Th 8 ab (Fig.13a und 13b.)
Mit diesen Punkten behandelt man die Teile des Körpers (Segmente), die von den betreffenden Nerven beeinflusst werden, wie Sie anhand von Abbildung 3, Kapitel 1 sehen können.
Sie brauchen keine Diagnose zu stellen. Sie müssen nur wissen, wo im Körper sich das Problem befindet. Dann suchen Sie z.B. am linken Kniegelenk (oder irgendeinem anderen Gelenk)

in dem Bereich, der diesen Körperteil beeinflusst, nach einem sehr empfindlichen Punkt. Drücken Sie dann mit einer dicken

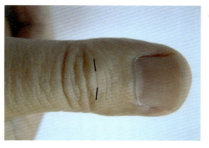

Abbildung 14.

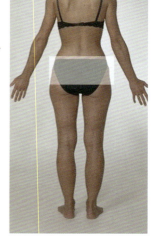

Abbildung 14a.

Stricknadel, einem Kugelschreiber oder einem ähnlichen „Punktsucher" darauf. Wenn Sie Akupunkteur sind, dann setzen Sie natürlich eine Nadel in diesen Punkt. Darauf werde ich weiter hinten im Buch ausführlicher eingehen.

Der dritte Abschnitt erstreckt sich von der Körpermitte bis zur Lendengegend.

Der vierte Abschnitt umfasst den Lendenbereich und die Beine.

Abbildung 15a.

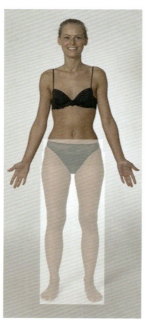

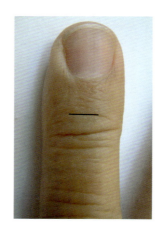

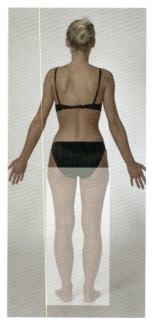

Abbildung 15.

Abbildung 15b.

„Diagnose"

Ein Grund, weshalb Akupunktur 2000 so einfach in der Anwendung und doch so effektiv ist, ist der, dass der Name der jeweiligen Krankheit unwichtig ist. D. h. die schulmedizinische Diagnose des Arztes mag für den Patienten sehr interessant sein, für eine Behandlung mit Akupunktur 2000 ist es vollkommen egal, ob das Problem als Schulter-Arm-Syndrom, Schleimbeutelentzündung in der Schulter, Gelenkentzündung in der Schulter, Rheuma in der Schulter, etc, etc bezeichnet wird.

 Da nur die Lage des Problems wichtig ist, ist die differenzierte medizinische Diagnose für die Behandlung nebensächlich.

Lassen Sie uns bei den Schulterbeschwerden bleiben. Sie untersuchen das erste Viertel des Gelenkes neben der Mittellinie, wie aus Abbildung 12 ersichtlich. Mit dem „Punktsucher" (Kugelschreiber, Stricknadel o.ä.), untersuchen Sie also diesen Abschnitt des Gelenkes um empfindliche Punkte zu finden, **sehr** empfindliche Punkte. Nehmen wir an, Sie finden in diesem Bereich 3 empfindliche Punkte. Untersuchen Sie dann, welcher davon der druckempfindlichste ist. Dieser Punkt wird dann behandelt.

Akupunktur 2000 kann auf zwei Arten angewendet werden:

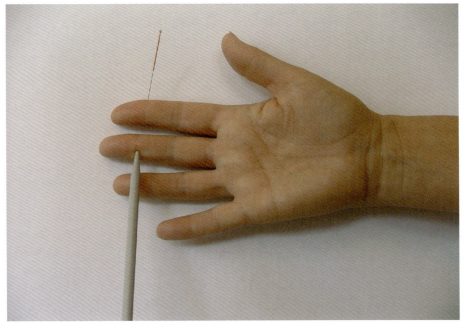

Abbildung 16

49

Man kann eine Akupunkturnadel in den empfindlichsten Punkt setzen, oder man kann mit einer Kugelschreiberspitze oder einer dicken Stricknadel auf den Punkt drücken.

Natürlich erzielt man schnellere und weiterreichende Resultate mit den Nadeln. Mit Drücken alleine kann man jedoch ebenfalls beachtliche Erfolge erzielen.

Darauf komme ich etwas später zurück.

Ein professioneller Akupunkteur benutzt spezielle Akupunkturnadeln und diese werden in den empfindlichsten Punkt gesetzt.

Die Präzision

*Das bringt uns zu einem sehr wichtigen Punkt, wenn nicht sogar dem wichtigsten, um mit Akupunktur 2000 erfolgreich zu sein: **Die Präzision!***

Man muss den Punkt mit 100%-iger Genauigkeit treffen.

In der Traditionellen Chinesischen Akupunktur ist es wichtig, den richtigen Punkt zu treffen – bei Akupunktur 2000 ist es *essenziell.*

Sie brauchen dafür ein Suchinstrument. Die Spitze sollte in etwa die Form einer dicken Stricknadel besitzen. Sie fragen also den Patienten, an welcher Stelle des Körpers das Leiden sitzt. In Abbildung 3 können Sie in etwa sehen, wo die Akupunkturpunkte an den Finger- und Zehengelenken liegen.

Noch einmal zur Wiederholung: der Punkt muss mit 100%-iger Genauigkeit getroffen werden. Es kann also gut möglich sein, dass Sie 5, 10 oder sogar bis zu 20 Mal in den scheinbar selben Punkt stechen müssen. Wenn Sie den richtigen Punkt treffen, dann verspürt der Patient einen heftigen Schmerz. Sie sagen ihm natürlich vorher, dass er Ihnen mitteilen soll, wenn er diesen scharfen Schmerz verspürt (der glücklicherweise nur für eine Sekunde anhält).

Einige Sekunden später fragen Sie den Patienten, ob die Schmerzen in der Schulter verschwunden sind. Wenn der Patient verneint, dann ziehen Sie die Nadel heraus und beginnen von vorn, bis der Patient wieder einen heftigen Schmerz verspürt. Dies tun Sie, bis die Schmerzen in der Schulter ganz oder beinahe verschwunden sind.

Die Schmerzen werden verschwinden, wenn Sie den richtigen Punkt treffen.

Ich habe Hunderte von Schmerzpatienten mit Akupunktur 2000 behandelt und in 90% der Fälle hatte ich Erfolg. Ich spreche von allen möglichen Arten von Schmerzen, angefangen von Kopfschmerzen bis hin zu sehr starken Schmerzen bei Krebspatienten.

Akupunktur 2000 wirkt jedoch nicht nur bei Schmerzpatienten. Sie wirkt auch bei allen möglichen anderen Leiden, mit Ausnahme der früher erwähnten. Bei Schmerzpatienten ist der Erfolg jedoch am leichtesten feststellbar.

Kurz nachdem ich mit Akupunktur 2000 begonnen hatte, habe ich zum Beispiel einen Ischiaspatienten behandelt. Nach vier Behandlungen mit der traditionellen chinesischen Akupunktur, Ohrakupunktur und anderen Methoden, hatten sich die Schmerzen um 25% verringert. Wenn sie ruhig auf dem Rücken lag fühlte sie keine Schmerzen, aber wenn sie das rechte Bein auch nur um 5 cm hob, durchfuhr sie ein stechender Schmerz bis ganz hinunter zu den Zehen. Ich behandelte sie an einem Punkt am Endgelenk des großen Zehen, der sehr druckempfindlich war. Nach nur 5 Sekunden war sie in der Lage ihr Bein 15 cm anzuheben. Ich machte weiter und fand insgesamt 3 Punkte an verschiedenen Gelenken. Als sie alle genadelt waren konnte sie ihr Bein senkrecht in die Höhe strecken – ohne Schmerzen!

Am darauf folgenden Tag konnte sie ihr Bein immer noch um ca. 45 Grad anheben. Nach weiteren 2-3 Minuten Behandlung war sie abermals im Stande, ihr Bein senkrecht in die Höhe zu strecken *ohne Schmerzen.*

Diesmal hielt die Wirkung eine Woche lang an. Nach insgesamt 5 Behandlungen mit Akupunktur 2000 war sie vollständig geheilt. Ein typisches Beispiel dafür, wie Akupunktur 2000 wirkt, wenn man den richtigen Punkt trifft.

Ich weiß, dass ich mich wiederhole, aber ich kann es nicht oft genug sagen: *Man muss den Punkt mit absoluter Genauigkeit treffen, um die optimale Wirkung zu erzielen.*

Abbildung 17 zeigt die segmentale Einteilung des ganzen Körpers, damit Sie sehen können, wo an den Gelenken Sie suchen müssen, um die verschiedenen Behandlungspunkte für diese Segmente (Körperabschnitte) zu finden.

Wenn Sie aus gesetzlichen Gründen keine Nadeln verwenden dürfen, dann können Sie, wie schon erwähnt, sich selbst oder z.B. einen Ihrer Freunde dadurch behandeln, dass Sie mit

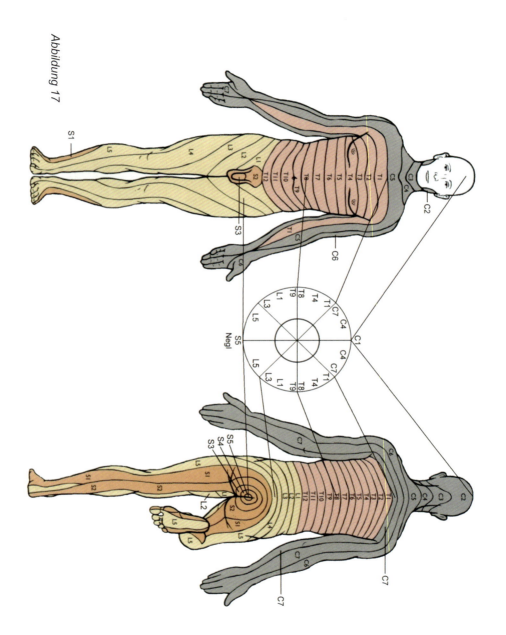

Abbildung 17

52

einem Kugelschreiber oder einer dicken Stricknadel (5mm) auf diese Punkte drücken. Wenn man sich selbst behandelt ist es am einfachsten, am Fingerendgelenk zu behandeln, wie in Abbildung 16 dargestellt.

In Zusammenarbeit mit dem Diplomingenieur Per Bay aus Århus habe ich herausgefunden, dass in der Behandlung von akuten oder chronischen Leiden ein Unterschied besteht.
Chronische Leiden werden behandelt, indem man den Teil des Gelenkes nadelt beziehungsweise auf den Teil des Gelenkes drückt, der auf der Seite hin zum Daumen/ Großzeh liegt.

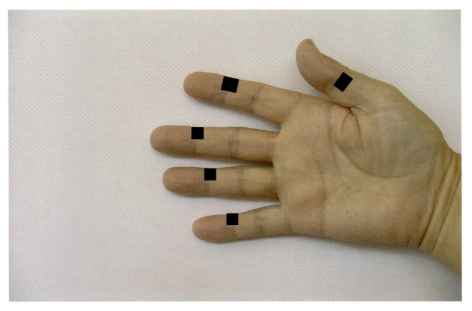

Abbildung 18

In Abbildung 18 ist jeweils die Hälfte des Fingers schwarz eingezeichnet. Diese Punkte sollen Sie nadeln, wenn es sich um ein Leiden handelt, das den Patienten schon seit einigen Monaten plagt. Bei einem akuten Problem setzen Sie die Nadel in einen der Punkte am Gelenk, der nicht schwarz ausgemalt ist. Falls Sie im Zweifel sind, können Sie mit einem Punktsucher, z.B. einer Stricknadel, feststellen, wo der schmerzhafteste Punkt liegt. Der Körper lügt niemals.
Die besten Resultate erzielen Sie, wenn Sie nacheinander die Punkte abwechselnd an beiden Händen bearbeiten. Sie begin

nen also z.B. mit dem rechten Daumen, gehen dann zum linken Daumen, danach zum rechten Zeigefinger und weiter zum linken usw., bis Sie alle 10 Finger bearbeitet haben.

Mit einem Druck von ca. 1 kg sind Sie im Stande einen schmerzempfindlichen Punkt zu finden. Drücken Sie mit dem Kugelschreiber/der Stricknadel ein bis drei Minuten auf den Punkt, bis die Schmerzen etwas nachlassen. Dann gehen Sie zum nächsten Finger weiter und tun dort dasselbe, bis Sie alle fünf Finger an beiden Händen durch haben.

Sie können herausfinden wie stark der Druck sein muss, indem Sie auf eine Küchen- oder Briefwaage drücken.

Seien Sie sich jedoch darüber im Klaren, dass die Schmerzempfindlichkeit von Person zu Person verschieden ist, deshalb ist es unmöglich, genau zu sagen, wie stark Sie drücken müssen. Der Schmerz sollte einfach spürbar sein.

In der ersten Woche behandeln Sie alle zehn Finger morgens und abends. In der folgenden Woche nur noch einmal pro Tag, dann einmal jeden zweiten Tag und so fahren Sie fort, bis Sie „geheilt" sind. Bei einer chronischen Krankheit wie z.B. Gelenkrheumatismus müssen Sie sich selbst oder Ihren Freund vielleicht ein paar Mal die Woche behandeln für den Rest des Lebens. Dafür haben Sie eine gute Chance Ihre Medikamenteneinnahme zu reduzieren oder ganz einzustellen, selbstverständlich nach Absprache mit Ihrem Arzt.

Da man mit Akupunktur 2000 Tausende von Leiden behandeln kann, ist es nicht möglich, vorherzusagen, wie lange mit der

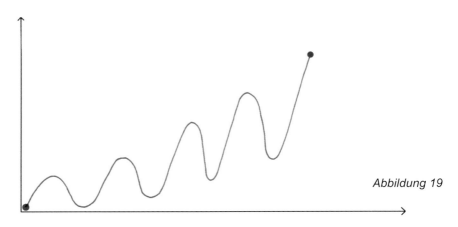

Abbildung 19

54

Behandlung fortgesetzt werden soll. Wenn man Schmerzen hat, nehmen diese normalerweise bereits am ersten oder zweiten Tag ab.

Oft kommen sie jedoch nach einer gewissen Zeit wieder. Ab der zweiten Behandlung nehmen sie jedoch mehr und mehr ab und mit jeder weiteren Behandlung verschwinden sie zusehends, bis sie vollständig verschwunden sind oder, wenn es sich um eine chronische Krankheit handelt, sich auf einem tieferen Niveau eingependelt haben als vor dem Beginn der Behandlung.

Abbildung 19 gibt Ihnen eine Idee davon, was ich meine.

Die Behandlung anderer Leiden verläuft genauso, auch wenn die Wirkung nicht auf dieselbe Weise spürbar ist, wie bei Schmerzen.

Kapitel 5:
Professionelle Behandler und Laien

Obwohl wir die einzelnen Elemente einer Akupunktur2000-Behandlung bereits besprochen haben, werden wir das Ganze noch einmal Schritt für Schritt wiederholen. Dies sowohl für Angehörige der Heilberufe als auch für Laien, womit ich Leute meine, die Akupunktur2000 verwenden, um sich selber oder Freunden und Bekannten zu helfen.

Zuerst die Laien:
Es beginnt damit, eine Akupunktur2000-„Diagnose" zu stellen. Dies ist meist recht einfach. Sie fragen Ihren „Patienten", wo im Körper das Problem sitzt. Danach sehen Sie sich das Bild über

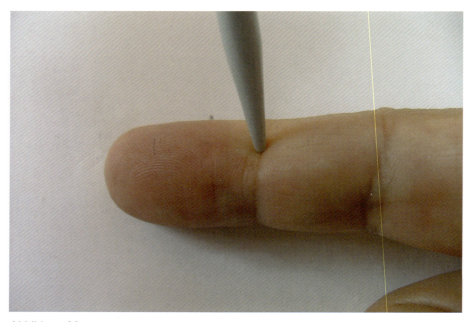

Abbildung 20

die Segmente (Körperabschnitte) an, und finden auf diese Weise heraus, wo genau am Fingergelenk Sie nach einem schmerzempfindlichen Punkt suchen müssen.

Mit Ihrer 5 mm Stricknadel oder einem Kugelschreiber suchen Sie danach an Daumen oder Zeigefinger in einem Bereich von 3 – 4 mm am Endgelenk (dem distalen Gelenk), bis Sie den schmerzempfindlichsten Punkt gefunden haben.

Wenn das Probleme Ihres „Patienten" sich in der linken Körperhälfte befindet, beginnen Sie mit den Fingern der rechten Hand und umgekehrt.

Nehmen wir zum Beispiel an, dass Ihr Freund an einem Schulter-Arm-Syndrom der rechten Schulter leidet. Sie bitten ihn darum, den Arm soweit wie möglich zu heben, bis er Schmerzen verspürt und notieren sich das.

Sie suchen zuerst am linken Zeigefinger wie abgebildet.

Abhängig davon wie hoch oder niedrig die Schmerzgrenze Ihres „Patienten" ist, drücken Sie mit einer Kraft von ungefähr 1kg. Der Druck sollte so stark sein, dass Ihr Freund den Unterschied zwischen einem normalen Punkt und dem schmerzempfindlichsten Punkt (dem Behandlungspunkt) spüren kann.

Wenn Sie den schmerzhaftesten Punkt gefunden haben, behalten Sie diesen Druck bei. Dies tun Sie so lange, bis der Schmerz an der Stelle abnimmt. Normalerweise dauert es ca. 1 – 3 Minuten, es kann aber auch kürzer oder länger dauern.

Sagen Sie ihrem Freund, dass er Ihnen mitteilen soll, wenn der Schmerz abklingt.

Anschließend tun Sie genau dasselbe am Zeigefinder der rechten Hand und bitten ihn danach, seinen Arm noch einmal zu heben. Wenn er in der Lage ist, ihn ohne Schmerzen ganz zu heben, hören Sie mit der Behandlung auf. Sie können die Behandlung eine Stunde später oder am nächsten Tag wiederholen, bis die Schulter völlig in Ordnung ist.

Wenn Ihr „Patient" den Arm nicht höher heben kann, als zuvor oder nur wenig mehr, gehen Sie weiter und behandeln die Daumen und danach die Mittelfinger, dann die Ringfinger und zum Schluss die kleinen Finger. Sie wiederholen diese Behandlung nach einer Stunde oder am nächsten Tag. Wenn nach 5 Behandlungen keine Verbesserung aufgetreten ist, können Sie ihrem Freund leider nicht helfen und sollten ihn/sie an jemanden verweisen, der Akupunktur2000 professionell ausübt.

Wenn nach den ersten 5 Behandlungen eine Verbesserung auftritt, fahren Sie mit der Behandlung fort, bis die Schulter Ihres Freundes völlig in Ordnung ist.

Wenn Sie zu irgendeinem Zeitpunkt nicht mehr weiterkommen sollten, dann verweisen Sie ihn an einen Profi. In den meisten Fällen ist es möglich das Problem vollständig zu lösen, wenn sich durch den Druck auf die schmerzempfindlichen Punkte (die Reflexpunkte) an den Gelenken eine Besserung einstellt.

Das Verfahren ist dasselbe, egal, wie das Problem oder die Krankheit heißt.

Jetzt zu den professionellen Akupunkteuren

Verwenden Sie dieselbe Methode zur Diagnosestellung wie die Laien. Benutzen Sie auch dieselbe Methode, um die Punkte zu finden und behandeln Sie im selben Intervall – nach einer Stunde oder am nächsten Tag.

In unserer Praxis behandeln wir immer mindestens an 5 aufeinanderfolgenden Tagen in der ersten Woche. Wenn der Patient gesund ist, hören wir mit der Behandlung auf. Ansonsten reduzieren wir in den folgenden Wochen die Behandlungshäufigkeit auf 2 Behandlungen und behandeln dann in immer größeren Abständen, bis der Patient gesund ist. In einigen Fällen können wir die Patienten nicht heilen, sind jedoch im Stande, sie symptomfrei zu halten, indem wir sie 1 Mal pro Monat behandeln.

Nachdem Sie den druckempfindlichsten Punkt gefunden haben, suchen Sie noch einmal, diesmal jedoch mit einer Akupunkturnadel.

Diese Nadeltechnik ist wichtig bei der Akupunktur2000. Da es äußerst wichtig, ja sogar entscheidend ist, dass Sie den Punkt ganz genau treffen, müssen Sie „mit der Nadel suchen". Sie stechen so lange in den Punkt, den Sie mit dem Suchinstrument gefunden haben, bis der Patient einen scharfen bzw. schneidenden Schmerz fühlt. Wenn Sie jemanden behandeln, der Schmerzen hat, und diese nicht augenblicklich abnehmen, dann haben Sie nicht den richtigen Punkt getroffen und müssen es weiter versuchen, bis der Schmerz zumindest etwas abnimmt.

Verzweifeln Sie nicht, falls Sie nach dieser kurzen Instruktion nicht ganz dazu in der Lage sein sollten, diese Technik anzuwenden. Sie können es im Laufe eines Wochenendes lernen. Auf unserer Homepage unter www.aku2000.de, finden Sie (unter Kurse) Zeit und Ort, wo wir unsere Seminare in deutscher Sprache abhalten.

Die Behandlung von Augenpatienten ist speziell.

Teils, weil sie über einen längeren Zeitraum hinweg zweimal am Tag behandelt werden müssen, teils weil es sich um eine ganz spezielle Vorgehensweise handelt (Punktkombination), die angewendet werden muss, um das gewünschte Resultat zu erzielen und teils, weil ständig nach noch besseren Methoden geforscht wird.

Das bedeutet, dass Sie an einem Kursus teilnehmen sollten, wenn Sie sich wirklich ernsthaft mit der Behandlung von Patienten mit Augenproblemen befassen wollen.

Kapitel 6: Behandlung bei Schmerzen und Sportverletzungen

In unserer Akupunkturpraxis „auf dem Lande" haben wir viele Sportler behandelt. Deshalb habe ich dieses Kapitel dem Sport gewidmet. Wenn Sie sich für Sport nicht interessieren, dann lesen Sie einfach beim nächsten Kapitel weiter.

**Lassen sie uns hier eines gleich festhalten:
Die allermeisten Sportverletzungen können mindestens soweit in Ordnung gebracht werden, dass der Athlet IM LAUFE EINER WOCHE wieder „auf der Bahn" ist – egal was die Experten sagen!**

Es vergeht kein Tag, an dem man nicht in der Zeitung oder im Fernsehen sehen kann, dass diese Sportlerin seit X Wochen verletzt ist und jener Sportler nun für X Monate verletzungsbedingt ausfällt.
Ich muss ehrlich zugeben, dass mich das irritiert.
Ich weiß nämlich, dass die meisten dieser Verletzungspausen von Wochen oder Monaten auf einige Tage reduziert werden können.
Und das ungeachtet dessen, ob die Diagnose Muskelverhärtung, Leistenzerrung, Muskelfaserriss, verstauchter Fuß, gequetschte Rippen, Sehnenscheidenentzündung oder sonst irgendwie lautet.

Es ist jedes Mal ein tolles Gefühl, wenn einer unserer jetzigen oder früheren Patienten eine gute sportliche Leistung erbringt. Es fühlt sich beinahe so an, als ob man selber am Wettbewerb teilnimmt.

Diese Menschen kennen zu lernen, die dazu beitragen, andere mit ihren fantastischen Leistungen zu erfreuen, ist wirklich ein Erlebnis.

In den meisten Sportnachrichten wird über einen „unserer" Jungs oder Mädchen berichtet. Das ist so zu verstehen, dass in unserer Praxis wirklich vielen in - und ausländischen Spitzensportlern sowie regionalen Sportlern geholfen wurde. Es gibt beinahe keine Disziplin, in der wir nicht schon den einen oder anderen verletzten Spitzensportler behandelt haben.

Soviel ich weiß haben wir 59 nationale Meister (dänische, deutscher usw.), 11 europäische Meister, 14 Weltmeister, 2 Tour de France-Sieger, 15 Olympiasieger und etliche Silber- und Bronzemedaillengewinner verschiedener Olympischer Spiel behandelt. Dazu kommen unzählige bekannte und unbekannte Sportler, die Tag für Tag, Wochenende für Wochenende die Zuschauer mit ihrer Magie verzaubern.

Die meisten wissen wahrscheinlich, dass wir die Radrennfahrerelite mit Bjarne Riis an der Spitze behandelt haben. Dass wir ebenfalls sehr viele Handballspieler mit Akupunktur 2000 behandelt haben ist allerdings weniger bekannt.

An unserer „Wall of Fame" hängen Bilder eines Teils der Handballnationalmannschaft der dänischen Damen, die von den letzten olympischen Spielen Gold nach Hause gebracht haben.

Zum Beispiel Kristine Andersen, eine der besten Handballerinnen der Welt. Sie hatte sich einen Fersensporn zugezogen und war deshalb für beinahe ein Jahr auf der Verletzten Liste. Das Schlimmste war jedoch, dass die Ärzte nichts für sie tun konnten.

Die Zeitung BT schrieb darüber folgendes:
Kristine Andersen hat schreckliche Zeiten überstanden.
11 Monate Verletzungspause sind endlich überstanden für die Goldmedaillengewinnerin von Atlanta, Kristine Andersen aus Ikast.
Anfang August sah es nicht so aus, als ob die Nationalmannschaft je wieder mit der Top-Handballerin rechnen könnte.
„Von Mai bis August war überhaupt kein Fortschritt zu merken.
Dann suchte ich zum Glück Akupunkteur John Boel auf.
Von diesem Zeitpunkt an ging es wirklich aufwärts."

Die Behandlung eines Fersensporns ist nicht das Einfachste, aber zwei Wochen Behandlung mit Akupunktur 2000 waren entscheidend!
Auf Kristines Empfehlung hin kommt nun auch ein Spieler der Herrennationalmannschaft zu uns, den wir wegen desselben Problems behandeln!

Bjarne Riis war einer der ersten Spitzensportler, die wir behandelt haben.
Ich denke unsere Zusammenarbeit ist ein gutes Beispiel dafür, was alles mit dieser Behandlungsform erreicht werden kann. Es geht um Schmerzbehandlung, aber auch darum, das Immunsystem zu stärken und vieles Andere mehr.
1995 brach sich Bjarne den Dornfortsatz des dritten Brustwirbels bei der Spanienrundfahrt.
Die führende Kapazität Dänemarks auf dem Gebiet solcher Verletzungen meinte, dass es 4 – 5 Wochen dauern werde, bevor Bjarne auch nur das Training wieder aufnehmen könne. Aber in 4 Wochen sollte er am Sechstagerennen in Herning antreten, einem Rennen, das ganz und gar von seiner persönlichen Teilnahme abhing.
Meine Frau Bodil und ich machten uns auf den Weg nach Luxemburg, wo Bjarne lebt. Drei Tage später saß er auf seinem Heimtrainer. Er flog mit uns zurück und wohnte eine Woche lang bei uns. 5 Tage nach seiner ersten Behandlung war er bereits wieder auf der Landstrasse beim Training anzutreffen. Und ja, tatsächlich, 4 Wochen später nahm er am Sechstagerennen teil!
Dieses trotz der Meinung des Experten, dass es 4 – 5 Wochen dauern werde, bis er wieder mit seinem Training beginnen könne.
Wir haben verschiedene Male erlebt, dass Knochenbrüche doppelt so schnell heilen, wenn sie mit Akupunktur 2000 korrekt behandelt werden.

Die Jütlandpost (Jyllands-Posten) schrieb:
Bjarne Riis litt an starken Rückenschmerzen als er von Sevilla abflog und die achtstündige Heimreise nach Luxemburg antrat. Schmerzstillende Mittel waren unumgänglich.
Vorläufig konzentriert sich der Däne auf die Bruchstelle an seinem dritten Brustwirbel.

In den nächsten Tagen soll der Akupunkteur John Boel aus Aulum wahrscheinlich nach Luxemburg fliegen, um die Schmerzen des Radprofis zu lindern.

„Ich will die besten Spezialisten haben, sich meinen Rücken anzusehen, damit wir die beste Behandlungsmethode finden können. Ich bringe die Röntgenbilder mit, damit die richtige Diagnose gestellt werden kann."

Bjarne Riis im Familien Journal: „Unmittelbar nach meinem Sturz sprach ich mit Dänemarks führendem Rückenspezialisten aus dem Reichsspital:
Nachdem er die Röntgenbilder gesehen hatte, sagte er, dass ich für 4, vielleicht 5 Wochen überhaupt nicht trainieren sollte. Aber bereits nach 3 Tagen Akupunkturbehandlung war ich im Stande, auf meinem Trimmrad zu trainieren und bereits nach 5 Tagen saß ich wieder auf meinem richtigen Fahrrad."

Was "Dänemarks führender Rückenexperte" des Reichsspitals dachte, als er in der Zeitung und am Fernseher sah, dass Bjarne am Sechstagerennen teilnahm?
"Jeder Arzt weiß", dass Knochen nicht so schnell heilen können. Weshalb ist er dann nicht daran interessiert, mehr darüber zu lernen?
Da dies ja eigentlich revolutionär ist, ist es doch eher seltsam, dass sich bisher kein Wissenschaftler oder Journalist dafür interessiert hat. Also, wie ist es möglich, dass Knochenbrüche viel schneller heilen, als die Ärzte es für möglich halten?

Die Wissenschaft wird bestimmt irgendwann eine Erklärung dafür finden. Ich kann nur konstatieren, dass es hin und wieder vorkommt.

Während dieses Sechstagerennens in Herning kamen wir auch überein, dass ich bei der Tour de France Akupunkteur in Bjarnes Team Telekom sein sollte.

Zwei Tage vor dem Ende der Tour de France in 1996 war die Weltpresse versammelt um Bjarne zu interviewen.

Eine Zeitung auf Fynnen schrieb in diesem Zusammenhang:
War Dein Training dieses Jahr anders als in den Jahren zuvor?

Ich war nicht krank dieses Jahr, deshalb konnte ich härter trainieren. Es ist ja kein Geheimnis, dass der Akupunkteur John Boel mir mit seinen kleinen Wundernadeln ein gutes Stück geholfen hat.

Wann haben Sie begonnen, an Alternativmedizin zu glauben?

Im letzten Jahr, als John mir bereits da einige Male hatte helfen können, also dachte ich mir, dass es ja nicht schaden könne, damit weiterzumachen. Und ich bin seither auf jeden Fall nicht langsamer geworden.

Die Zeitung B.T. schrieb:

Wundertäter mit auf der Tour.

Fahrradheld Bjarne Riis` Zusammentreffen mit Akupunkteur John Boel aus Aulum ist eine bewegende Geschichte.

Ebenso fantastisch ist ihr zufälliges aufeinandertreffen vor einem halben Jahr.

Und nun will der Starsportler und Held des Sechstagerennens in Herning diesen John Boel im nächsten Sommer an der Tour de France dabei haben.

„John kann mich einfach mit neuer Energie versorgen. Das hat er bereits mehrere Male bewiesen. Ich will versuchen, dies bei den anspruchsvollen Etappen der Tour auszunutzen, dort wo die kleinen Nebensächlichkeiten für den Erfolg ausschlaggebend sind. Und John ist von der Idee ganz begeistert", sagt Bjarne Riis.

Die beiden waren sich einig, bei einem kleineren Rennen im Frühling zusammen zu arbeiten.

„Es ist eine glasklare Tatsache, dass der Akupunkteur aus Aulum einen äußerst positiven Einfluss auf meine Gesundheit hat."

Die Geschichte ihres ersten Zusammentreffens ist wirklich unglaublich:

Riis` Schwiegereltern lernten John Boel zufällig im Frühjahr im Urlaub an der Costa del Sol kennen.

„Mein Schwiegervater und Boel waren zusammen essen in einem dänischen Restaurant. Der Schwiegervater hatte seine Lesebrille vergessen und konnte deshalb die Karte nicht lesen.

John fragte ihn, ob er einem Experiment zustimmen würde. Er stach zwei Nadeln in Schwiegervaters Knie, der danach die Karte mit Leichtigkeit *ohne* Brille lesen konnte!"

Als Teil der Geschichte muss man hinzufügen, dass es John Boels Spezialität ist, "unheilbar" Blinden und Sehbehinderten ihr Augenlicht zurückzugeben.

Zur selben Zeit lag Bjarne Riis zu Hause in Luxemburg und litt bereits seit vier Monaten an Magenproblemen, die seine ganze Saison zu ruinieren drohten.

„Mein Schwiegervater vereinbarte unmittelbar ein Treffen mit John Boel, und nach einem Tag Behandlung waren die Magenschmerzen verschwunden.

Ich hatte seitdem überhaupt keine Magenprobleme mehr.

John Boel ist ein richtiger Wundertäter, in den ich großes Vertrauen habe", lobt Bjarne Riis.

Erlebnisse bei der Tour de France 1996

Meine Teilnahme an dieser Tour de France war ein einmaliges Erlebnis.

Ein großer Teil der Presse fand es interessant, dass Bjarne Riis in seinem Team einen Akupunkteur dabei hatte. Es verstrich beinahe kein Tag, an dem ich nicht von dem einen oder anderen Reporter interviewt wurde.

Jens Hansen ist ein sehr tüchtiger Sportjournalist. Das erste Mal, als er ein Interview mit mir machen sollte, hatte er sich einen Zahn abgebrochen und litt deshalb unter starken Schmerzen. Sportverletzung kann man das wohl nicht nennen, aber ich möchte das hier trotzdem erwähnen, da es etwas mit Sport zu tun hat. Jens Hansen hat seinen Kollegen die Geschichte selbst schon viele Male erzählt.

Ich steckte ihm eine Nadel in den Zeigefinger der linken Hand. Nach fünf Sekunden begann er umherzulaufen und sagte: ” Das ist nicht möglich, das ist nicht möglich, das ist nicht möglich!” Die Moderatorin Line Baun Danielsen fragte, „Was ist los? Bist du krank, musst du dich setzen?” „Überhaupt nicht", sagte er, „ die Schmerzen sind weg, die Zahnschmerzen sind vollständig verschwunden. Das ist nicht möglich!” Dies wiederholte er immer wieder mit einem ungläubigen Ausdruck in den Augen und es dauerte eine Weile, bis er sich wieder beruhigt hatte.

Ich gebe gerne zu, dass ich stolz bin, aber auch demütig, wenn ich einen "meiner " Sportler auf dem Platz oder im Fernsehen sehe, egal ob sie auf dem Siegerpodest stehen, wie bei der Tour de France, oder in der Kreisliga im örtlichen Stadion spielen.

Apropos Tour de France, dem härtesten Fahrradrennen der Welt. Eine Bergetappe entspricht bezüglich des Energieverbrauchs zwei Marathonläufen.

Es ist ja kein Geheimnis, dass in den drei Jahren, in denen ich als Akupunkteur offiziell zum Team Telekom gehört habe, dieses Team neue Rekorde gesetzt hat. Natürlich erreichten sie nicht zwei erste Plätze, zwei zweite Plätze plus drei Mal das grüne Trikot, nur weil ich dort war.

Das ist einzig und alleine der Verdienst der Fahrer.

Aber ich setzte meinen eigenen Rekord.

In den drei Jahren, in denen ich Akupunkteur des Teams war, <u>gab es in unserem Team keinen einzigen Fahrer, der ausschied.</u>

Bei der ersten taktischen Besprechung, war ich so leichtsinnig, zu versprechen, dass alle es bis Paris schaffen würden, wenn sie sich nicht etwas brächen. Einige Male war ich nahe daran, mein Versprechen zu bereuen.

Darüber will ich hier etwas mehr erzählen.

Es begann mit Brian Holm, im Jahr 1996.

Ich hatte mit Bjarne Riis vereinbart, ihm während der Tour de France zu helfen. Meine Frau und ich sollten eine Woche nach dem Start zum Team stoßen. Wir fuhren also im Wohnmobil nach Frankreich und am ersten Morgen rief mich Bjarne an und sagte: "Komm sofort hoch in mein Zimmer, Brian ist krank". Brian Holm litt seit dem Vortag an einer Lebensmittelvergiftung und hatte, um Bjarne nicht zu wecken, die Nacht auf der Toilette verbracht. Brian und vielleicht noch Jesper Skibby waren die einzigen, die es so unverblümt ausdrückten: "Ich habe in der letzten Nacht mindestens 50 Mal gekotzt und geschissen. Ich bin fertig. Meine Tour ist vorbei. Ich kenne meinen Körper gut genug um zu wissen, dass da nichts mehr zu machen ist."

Das war nicht unbedingt der beste Start.

In der Zwischenzeit hatte ich eine sehr effektive Methode zur Behandlung von vielen akuten Problemen entwickelt, wie z. B. Lebensmittelvergiftung, Grippe, Erkältung, Bronchitis usw.

Diese Behandlung hat eine enorm stimulierende Wirkung auf das Immunsystem.

Trotz seiner eigenen düsteren Prophezeiung nahm Brian am Zeitfahren teil. Er fuhr ebenfalls weiter mit bei der Tour de France, und durch seine Führungsarbeit auf einigen anstrengenden Etappen, trug er dazu bei, dass Bjarne die Tour gewann.

66

Einige Jahre später schrieb Brian in seinem Buch „Schmerzen – Freuden": „Es wäre einfach zu behaupten, dass ich die Etappe wegen meiner Charakterstärke überstanden habe. Wenn ich aber ganz ehrlich bin, dann ist es vor allem der Verdienst von John Boel und danach Christian Henn, dass ich weiterhin im Rennen blieb." (Christian Henn half ihm beim Zeitfahren.)

Es war dann doch ein guter Anfang. Es bedeutete, dass ich langsam einigermaßen vom Team akzeptiert wurde. Aber erst nachdem ich Jan Ullrich wegen einer ernsthaften und schmerzhaften Wunde behandelte, wurde ich wirklich als Teil des Teams akzeptiert. Jan hatte sich bei einem schweren Sturz die Haut auf einer Seite richtiggehend abgeschält, d. h. seine Hüfte war praktisch freigelegt. Auf Grund seiner Schmerzen hätte er beinahe aufgeben müssen. Mit Hilfe der Nadeln verschwanden seine Schmerzen jedoch im Laufe des Abends.
Er fuhr das Rennen zu Ende und belegte Platz zwei, während er gleichzeitig Bjarne half zu gewinnen.
Zwei weitere Fahrer waren gestürzt, und ihre Fortsetzung des Rennens war deshalb in Gefahr. Beide, Rolf Alldag und Christian Henn hatten gequetschte Rippen. Ich konnte ihnen mit der gleichen Methode helfen, die ich weiter oben erwähnt habe.
Nachdem ich eine Woche mit dem Team verbracht hatte, meinte Alldag eines Abends, als wir gerade gemütlich zusammen saßen: „Ja John, obwohl Bjarne dich so gelobt hatte, haben wir hinter deinem Rücken über dich gelacht. Damit haben wir jetzt aufgehört."
Ich war aufgenommen im Team.

Tour de France 1997
Ich war vom Start weg dabei, und gehörte offiziell zum Team Telekom als Akupunkteur. Der erste Akupunkteur in der Geschichte der Tour. Stolz wie ein Pfau.
Es gab viel zu tun, gleich von Beginn an, denn ein Teil war schon am ersten Tag gestürzt. Bjarne war einer von ihnen und er hatte sich den Kopf angeschlagen. Die Kopfschmerzen wegzukriegen war leicht, aber die Zeit, die er auf Jan Ullrich verloren hatte, war folgenschwer.
Udo Bölts kam weinend ins Ziel. Er war gestürzt. Er sagte er hätte die letzten zwei Stunden der Route wegen seiner Schmerzen im rechten Knie geweint. Udo ist ein wirklich harter Kerl.

Wenn er heult, dann muss es wirklich arg schmerzen. Er sagte zum deutschen Fernsehen, dass der einzige Grund durchzuhalten mein Versprechen gewesen sei, dass er in Paris ankommen würde, wenn er sich nichts gebrochen hätte.

Ich fand heraus, dass das Problem nicht im Knie lag, das verletzt war, sondern im Rücken. Der Ischiasnerv war eingeklemmt und verursachte diese fürchterlichen Schmerzen im Knie. Durch eine Akupunkturbehandlung war er im Stande, am nächsten Tag weiter zu fahren. Nach einer weiteren Behandlung war er wieder ganz auf der Höhe, und das nur zwei Tage nach seinem Sturz.

Kleinere Verletzungen zu behandeln, war an der Tagesordnung und nicht besonders schwierig.

Bei Jens Heppner gelang mir jedoch ein Meisterstück. Er hatte sich bei einem schweren Sturz den Ringfinger verletzt. Da der Arzt dachte, er könnte gebrochen sein, wurde er zum Röntgen geschickt. Glücklicherweise war er nicht gebrochen, aber die Gelenkkapsel war verschoben, so dass der Finger völlig steif war. Der Presse wurde deshalb mitgeteilt, dass Heppner ausgefallen sei.

Bjarne fragte, ob ich nicht versuchen könnte, „etwas dagegen zu tun". Der Arzt wollte das gerne sehen, denn er hatte gesagt: "Eine verschobene Gelenkkapsel kann man mit Nadeln nicht heilen." Es sei hier nebenbei bemerkt, dass er in bezug auf Akupunktur positiv eingestellt war, er hatte sogar selbst einiges darüber gelernt.

Nur drei Minuten nachdem ich eine einzige Nadel in den vierten Zeh gestochen hatte war Heppner absolut schmerzfrei. Des Weiteren konnte er den Finger ohne Probleme beugen und der Sportdirektor ging kopfschüttelnd und ungläubig hinaus, und teilte der Presse mit, dass Heppner nun doch das Rennen fortsetzen würde.

Dies ist ein gutes Beispiel für das, was ich früher erwähnt habe: Es ist nicht sonderlich von Bedeutung, wie die Diagnose lautet, aber es ist von großer Bedeutung, wie die Akupunktur beim Einzelnen wirkt. Aus meiner Erfahrung sprechen Sportler sehr gut auf Akupunktur an. Ich kann nicht erklären weshalb, ich kann nur sagen, dass es so ist.

Es war übrigens im selben Jahr, dass Bjarne Riis sich eine Sehnenscheidenentzündung im Unterarm zuzog. Er meinte, dass die Heilung schneller von statten gehen müsste und deshalb

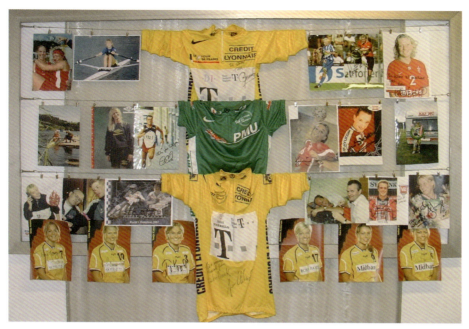

Wall of Fame.

nahm er vor der Akupunkturbehandlung entzündungshemmende Medikamente ein. Eine Stunde später hatte er ernstliche Magenprobleme. Dies hätte ihn beinahe daran gehindert, weiterzufahren und es kostete ihn mit Sicherheit eine Medaille.

Außer Bjarne gab es noch zwei Radfahrer, denen bald klar wurde, dass sie durch die Akupunktur und ein spezielles Nahrungsergänzungsmittel mit dem Namen ReGen mehr Energie erhielten. Dies waren Jan Ullrich und Erik Zabel.

Das deutsche Fernsehen fragte Jan Ullrich, was Akupunktur für ihn bedeuten würde.

Jans Antwort: „ Ich kann das nicht mit absoluter Sicherheit sagen, aber ich habe mehr Kraft in den Beinen. Ob ich die Tour ohne gewinnen könnte? Vielleicht, aber ich nehme jede Hilfe an, die ich kriegen kann und ich kann spüren, dass es hilft."

Bjarne meinte, dass die Akupunktur ca. 1 % mehr Energie freisetzt.

Eines Abends sagte der Sportdirektor bei einer Situationsbesprechung: Bjarne kann nicht ohne Jan gewinnen, und Jan nicht ohne Bjarne.

Jan gewann die Tour de France und Erik Zabel erhielt das grüne Trikot.

Bei der Tour dabei zu sein ist ein Hobby, deshalb mache ich das gratis. Auf jeden Fall beinahe gratis. Ich habe etwas erhalten, das man für Geld nicht kaufen kann: ein gelbes Trikot von Bjarne von 1996, ein anderes von Jan Ullrich 1997 und ein grünes von Erik Zabel von 1997 und 1998, selbstverständlich handsigniert. Ich bin sehr stolz darauf und habe sie in meiner Praxis in Aulum hängen.

Ich erhielt ebenfalls ein Fahrrad vom Team Telecom, damit ich „im Saft" bleibe (nicht nur nach dem Frühstück)!

Tour de France 1998

Ich hatte meine Lektion im vorigen Jahr gelernt.

Als Christian Henn sich eine Sehnenscheidenentzündung der Achillessehne zuzog, wurde er umgehend mit Akupunktur 2000 und chinesischer Kräutermedizin behandelt. Am nächsten Tag war er wieder 100% in Ordnung.

Der österreichische Meister Georg Totschniks verletzte sich bei einem Sturz am Rücken und litt danach an starken Schmerzen. Nach der Behandlung mit Akupunktur 2000 noch am gleichen Abend waren diese verschwunden.

Wie Ihnen sicher bekannt ist, ist Jan Ullrich einer der besten Radrennfahrer der Welt. Er gewann die Tour de France 1997 und war selbstverständlich 1998 als Favorit gesetzt.

Ullrich litt an starken Schmerzen in der linken Wade und im Fuß. Er litt an einer heftigen Entzündung der Achillessehne. Er musste das gelbe Trikot abgeben und verlor an jenem Tag 9 Minuten auf Marco Pantani.

Nach einer einstündigen Arzt- und Physiotherapiebehandlung litt er immer noch unter starken Schmerzen.

Bevor wir am Abend mit der Behandlung begannen, sagte er zu mir: „ Das ist das Schlimmste, was ich je erlebt habe. Die Schmerzen waren so stark, dass mir während des Fahrens die Tränen kamen."

Nach einer Stunde Akupunkturbehandlung war er bereit weiterzufahren. Zur Überraschung aller griff er am nächsten Tag an, und nur Pantani (der Sieger der Tour 1998) konnte mithalten. Jan beendete die Tour als Zweiter.

Die meisten Mannschaften verlieren einige Fahrer auf Grund von Verletzungen.

Hier folgt ein Auszug eines Artikels aus dem Tagblatt

Alle Fahrer ins Ziel gekommen

Rekord: Schon das dritte aufeinanderfolgende Jahr kamen alle Fahrer des Team Telecom ins Ziel.

John Boel ist nach drei hektischen Wochen Tour de France gerade nach Aulum zurückgekehrt.

Wieder erreichten alle Fahrer des Team Telecom das Ziel. In den drei Jahren, in denen ich bei der Tour de France dabei bin, erreichten alle das Ziel. Ich glaube nicht, dass eine der anderen Mannschaften dasselbe vorweisen kann, meint John Boel.

Ich kann mit Gewissheit sagen, dass ohne meine Anwesenheit drei Fahrer ausgeschieden wären, nämlich Frattini, Henn und Bölts.

Er hatte auch alle Hände voll damit zu tun gehabt, die zwei Stars des Teams zu behandeln, nämlich Jan Ullrich und Bjarne Riis.

Boel enthüllt, dass einer der Gründe für Ullrichs Einbruch auf der Alpenetappe eine Sehnenscheidenentzündung der Achillessehne war.

Obwohl Jan Ullrich nach dieser Etappe selber geglaubt hatte, ausscheiden zu müssen, war er am nächsten Tag wieder startklar und erreichte das Ziel zusammen mit dem Sieger Pantani.

Tour de France 2005

Wie ein Artist, der die Manege riecht

- Es war ein fantastisches Erlebnis, 1996 und 1997 der Akupunkteur von Bjarne Riis und Jan Ullrich zu sein, als sie die Tour de France gewannen.

- In den Jahren danach habe ich „den Geruch der Manege" vermisst, wenn „meine Jungs" wegen gesundheitlichen Problemen in Schwierigkeiten waren.

Seit seinem Sieg bei der Tour de France im Jahre 1997, hat sich Jan Ullrich zu einem der besten Spitzensportler der Welt entwickelt. Deutscher Meister. Weltmeister. Olympisches Gold. 5 Mal Silber bei der Tour de France, usw., usw.

Jan ist ein sehr seriöser Sportler. Außerdem ist er ein sehr umgänglicher und sympathischer Mensch.

Das größte dänische Sportportal www.onside.dk schrieb am 26. Mai 2005:

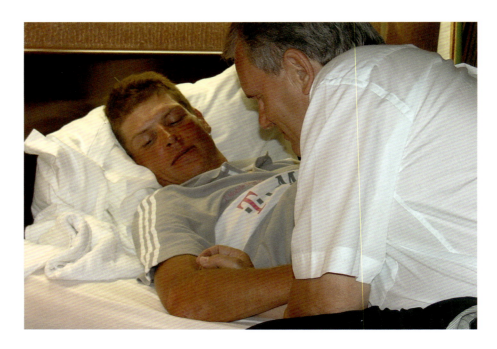

Der dänische Akupunkteur John Boel hat eingewilligt, dem Deutschen Jan Ullrich vom Team T-Mobile während der diesjährigen Tour de France beizustehen.

„Ich habe ja gesagt, weil Jan mich darum gebeten hat, und weil ich persönlich daran interessiert bin, nahe am Geschehen zu sein. Es geht mir einfach am besten, wenn ich während des Rennens vor Ort bin, sonst sitze ich nämlich in unserem Sommerhaus und ärgere mich darüber, dass ich nicht helfen kann, wenn einige der Jungs Probleme haben" sagt John Boel zu onside.dk.

John Boel stand mit Jan Ullrich in Verbindung, seit sie sich 1996 kennen gelernt hatten. Bereits letztes Jahr wollte der Deutsche den „Nadelmann" aus Aulum bei der Tour dabei haben. Leider klappte es nicht. Deshalb hat er sich dieses Jahr frühzeitig an den Dänen gewandt und somit ist die Abmachung dieses Jahr zustande gekommen.

Das einzige Problem ist, dass John Boel beim Prolog nicht zugegen sein kann, sondern erst am zweiten Tag des Rennens ankommt. „Mein Sohn Jesper heiratet Samstag. Ich wäre wohl ein schlechter Vater, stünde ich an diesem Tag an Jan Ullrichs Seite und nicht an seiner", meint John Boel lächelnd.

Am Tag vor dem Start der Tour stürzte Jan Ullrich. Er zertrümmerte dabei die Heckscheibe eines Autos mit dem Kopf.
Die Folgen davon waren eine Gehirnerschütterung und eine schlimme Stauchung des Nackens.
Der Startschuss fiel Samstag und ich kam erst spät am Sonntag in Frankreich an.
Jan ging es viel schlechter, als man durch die Presse erfuhr.
Er litt unter akuten, heftigen Kopf- und Nackenschmerzen.
Da er kein Waschlappen ist, benutzte er den Sturz nicht als Entschuldigung dafür, dass er beim ersten Zeitfahren einiges an Boden verloren hatte – obwohl dies der eigentliche Grund dafür war.

Ärzte und Physiotherapeuten hatten gute Vorarbeit geleistet und die verschobenen Nackenwirbel wieder eingerenkt.
Trotzdem waren die andauernden Schmerzen schier unerträglich.

Wie allgemein bekannt ist, sollt man mit einer Gehirnerschütterung für mindestens eine Woche das Bett hüten.
Ein Schleudertrauma (whiplash) ist ebenfalls äußerst schmerzhaft, vor allem zu Anfang, und auch in diesem Falle sollte man ruhen.
Vor einigen Jahren haben wir die Wirksamkeit von Akupunktur 2000 bei der Behandlung von Schleudertraumata erforscht. Mehr dazu auf Seite 82.
Ich war also in der glücklichen Lage genau zu wissen, wie ich das Problem anpacken musste.
Anstatt einiger Monate dauerte es deshalb nur Tage, bis Jan schmerzfrei war, was dazu führte, dass er wieder mit voller Kraft und Willensstärke fahren konnte.

Ein anderer sehr sympathischer Fahrer vom Team T-Mobile ist der Spanier Oscar Sevilla – auch Babyface genannt.
Nach einer Etappe rief Dr. Schiwago (Spitzname des lettischen Arztes Aldis) mir vom Bus her zu, dass ich sofort kommen sollte. Oscar hatte einen Krampf im rechten Bein. Er hatte es waagrecht von sich gestreckt und litt an beinahe unerträglichen Schmerzen.
Die ersten beiden Nadeln hatten keine Wirkung. Beim dritten Mal hatten wir Glück. Eine Nadel in den linken Ellbogen löste

das Problem – innerhalb von Sekunden war der Krampf weg und natürlich auch die Schmerzen.

Als die anderen Fahrer das sahen, kamen sie alle mit ihren Gebrechen.

Ich gab ihnen meine Mobiltelefonnummer und sie riefen an, sobald sie bereit zur Behandlung waren. Sie lernten schnell die Nadeln selbst herauszuziehen, wenn die Behandlungszeit um war.

Ich hatte also jeden Morgen vor dem Start und jeden Abend nach der Massage alle Hände voll zu tun.

Am achten Tag des Rennens, saß ich wie gewohnt mit den Ärzten im Bus und schaute mir die Etappe an.

Wir sahen Jans Sturz nicht, hörten aber den Kommentator darüber sprechen.

Die ersten Informationen, die wir vom Sportdirektor erhielten lauteten: Schmerzen in der Schulter und im Bein. Wir waren erleichtert.

Leider erwies sich das Ganze als viel schlimmer.

Jan hatte Schmerzen im Kopf, in beiden Schultern, den Rippen und einem Bein.

Gut, dass er einen Helm getragen hatte – er war beim Sturz in Stücke gegangen.

Das Schlimmste waren die Rippen. Die Röntgenaufnahmen zeigten glücklicherweise, dass sie nicht gebrochen, sonder „nur" geprellt waren.

Es ist eine wahre Freude, mit so guten und professionellen Leuten, wie der Physiotherapeutin Birgit und den Ärzten Lothar und Stefan, zusammenzuarbeiten.

Sie nahmen sich der Muskeln an und banden die Brust stramm ein.

Zwei Nadeln in die Handgelenke beseitigten die meisten Schmerzen.

Morgens um 01:00 Uhr klopften die Ärzte an meine Tür: Jan litt wieder an starken Schmerzen.

Sie hatten ein paar Stunden mit ihm gearbeitet, aber er hatte starke Schmerzen an verschiedenen Stellen des Körpers: Schultern, Beine und den Rippen auf der linken Seite.

Durch die Akupunkturbehandlung verschwanden die Schmerzen zwar nicht vollständig, aber sie nahmen doch beträchtlich ab.
Am nächsten Morgen (Montag) war er beinahe schmerzfrei.

Zum Glück konnten wir, Ärzte, Physiotherapeuten und ich, ihn am Freitag mit vereinten Kräften für die Bergetappe am nächsten Tag in Ordnung bringen.

Bei einer Pressemitteilungen an über 50 Fernseh- und Radiostationen und Zeitungen meinte der Chefarzt, Dr. med. Lothar Heinrich, dass: „Akupunktur in so einem Falle das beste schmerzstillende Mittel ist." Des Weiteren sprach er lobend über mich, was ich hier jedoch nicht wiedergeben will.

Dr. Heinrich ist normalerweise Forscher für Sportmedizin am Universitätsspital in Freiburg. Seine Aussage ist also von ziemlichem Gewicht.

Einige Experten haben sich darüber gewundert, dass Jan die schwierige Bergetappe am Dienstag so gut überstanden hatte. Ich bin Stolz wie ein Pfau, sagen zu dürfen, dass Akupunktur 2000 ein Teil der Ehre gebührt.
Jeder, der es versucht hat weiß, „mit   geprellten Rippen kann man nicht Fahrrad fahren - und schon gar nicht in den Bergen".
Jan Ullrich hat es bei der diesjährigen Tour de France aber trotzdem getan. Und als Krönung des ganzen erreichte er auch noch einen 3. Platz.

5 Tage nach seinem Sturz sagte er in einem Interview den Fernsehsendern TV2 und ARD, dass 95% seiner Schmerzen weg seien!

Es würde mich interessieren, was die Schulmedizin dazu meint?
Wenn jemand an einer wissenschaftlichen Forschung interessiert ist, wir sind zur Stelle!
Die Tour de France 2005 ist ein gutes Beispiel dafür, was eine Zusammenarbeit zwischen dem etablierten Gesundheitswesen und der Akupunktur 2000 bewirken kann.

Verstauchter Fuß

Ich will die Erzählungen meiner Erlebnisse bei der Tour de France gerne mit einem lustigen Erlebnis beenden, das sich an einem Morgen im Jahre 1998 zutrug. Die Fahrer waren bereits unterwegs, und wir saßen und frühstückten im Hotel, als ein Mann hereingehumpelt kam. Er musste sich kräftig auf seinen Stock stützen.

Wenn ich so etwas sehe habe, ich meist die Angewohnheit, zu fragen, was genau das Problem ist. Zum Glück sprach der gute Mann besser Englisch als ich Französisch, und er war im Stande mir zu erklären, dass er sich am Tag vorher den Fuß verstaucht hatte.

Ich bot ihm meine Hilfe an, und nachdem ich genau den richtigen Punkt am gegenüberliegenden Handgelenk gefunden hatte – man muss den Punkt wirklich genau treffen – stach ich eine Nadel ca. 3 mm hinein und bat ihn aufzustehen.

Zuerst traute er sich nicht richtig, aber dann versuchte er – mit aller Vorsicht selbstverständlich – mit dem verstauchten Fuß aufzutreten. Er machte einen Schritt, dann den nächsten, worauf er ungläubig ausrief: „Was in aller Welt geht hier vor? Die Schmerzen sind vollständig verschwunden!"

Ich erzählte ihm, wer ich war, was meine Aufgabe während der Tour war, und erzählte ihm etwas über Sportakupunktur.

Eigentlich mehr aus Höflichkeit und um das Gespräch in Gang zu halten fragte ich, wer er sei.

Antwort: „Ich bin der Arzt der Tour de France."

Seither haben wir ein paar Mal ge-e-mailt und auf seine Veranlassung hin schrieb ich einen Artikel zum Thema Sportakupunktur für L' EQUIPE, eines der größten Sportmagazine der Welt.

Nun aber genug zur Tour de France.

Wir hatten noch viele andere interessante Erlebnisse mit Sportlern in anderen Zusammenhängen.

Die Zeitung BT schrieb:
Riis vom fliegenden Akupunkteur gerettet

Bjarne Riis erhielt heute Abend buchstäblich Hilfe von oben, um seine Erkältung zu kurieren, die ihn während den ersten Tagen der Dänemarkrundfahrt geplagt hatte.

Der Akupunkteur John Boel folgte dem Rennen am Fernseher und bemerkte, dass Riis bei der letzten Etappe nicht wie gewohnt auf seinem Rad saß.

Ich komme, sagte Boel am Telefon kurze Zeit nachdem Riis im Ziel eingetroffen war. Er hatte bereits einige von Riis' Gebrechen kuriert, und während der Tour de France war er offiziell mit dem Team Telecom unterwegs gewesen.

Der Transport fand mit einem Taxiflug statt und Boel kam standesgemäß auf dem Rücksitz eines Motorrades, wie sie zur Übertragung des Rennens verwendet werden an.

Bjarnes Kopfschmerzen waren gleich weg und sein Fieber ist auch gefallen, erzählte Boel, bevor er sich eilig ins wartende Flugzeug setzte, um noch vor Einsetzen der Nacht wieder in der Luft zu sein.

Weltmeisterin Mette Bloch – Muskelriss

Die Schriftstellerin und Journalistin Mette Bloch ist zweifache Weltmeisterin im Rudern (Einer), fünffache nordische Meisterin und mehrfache dänische Goldmedaillengewinnerin. Es ist wohl nicht übertrieben, sie als eine der größten Namen des dänischen Spitzensportes zu bezeichnen.

Ihr Buch. „Trauen Sie sich zu, ein Sieger zu sein?" ist ein Muss für alle Sportler, die es in ihrer Disziplin zu etwas bringen wollen.

Mette schrieb in der Zeitung BT:

Vor zwei Jahren stürzte ich mit dem Rad und durch den Druck des Aufpralls war meine Schulter zertrümmert worden. Den Ärzten zufolge war das Schultergelenk in 11 Stücke zersplittert und ein Muskel gerissen.

Ich war nicht in der Lage, meinen Arm seitlich zu heben. „Der Muskel fehlt", erklärten mir die Ärzte.

Der Akupunkteur John Boel bat mich den Arm zu heben – ohne Erfolg. Also nahm er meine Hand und steckte eine Nadel in den Daumen. Danach bat er mich wieder: „Versuch, deinen Arm jetzt zu heben."

Und wirklich, es ging!

Als ich am nächsten Morgen erwachte, funktionierte meine Schulter immer noch, und die Kopfschmerzen waren weg. Das war 1998.

Schulter und Arm sind immer noch 100%ig in Ordnung – nach nur einer einzigen Nadel in meinen Daumen – und obwohl die besten Ärzte Dänemarks in Bezug auf mein Problem aufgegeben hatten.

Meine Kameradin Maria Vraa, ebenfalls Ruderin, hatte heftige Rückenschmerzen. Vom etablierten System, den besten Sportärzten Dänemarks, war ihr gesagt worden, dass sie ihre Karriere als Spitzensportlerin an den Nagel hängen müsste, da man nichts mehr für sie tun könne.

Im Laufe des letzten Jahres wurde sie von John mit Akupunktur behandelt, und in diesem Jahr gehören Maria und ihre Mitruderin Christina wieder zur internationalen Elite.

Ich brauche hier wohl nicht speziell zu erwähnen, dass ich ungemein froh bin, dass es diese Behandlungsmethode gibt.

Es irritiert mich, dass es so schwierig sein soll, die zwei Seiten zusammenzuführen – Ärzte und alternative Behandler.

Chronische Leistenbeschwerden

Petri Skriko ist einer der besten Eishockeyspieler der Welt. Er war Teil der finnischen Nationalmannschaft und verdiente als Profi in Kanada mehr als eine Millionen Dollar. Dort war es auch, wo er sich einen Leistenschaden zuzog, der sich zu einem chronischen Leiden verfestigte. Dies führte dazu, dass er nicht mehr für die NHL (National Hockey League) spielen konnte.

Einer meiner Freunde, Pagh Mørup, kaufte ihn also billig ein für einen dänischen Klub, wo er auch eine Weile spielte. Eines Tages erschien Pagh zusammen mit Petri in unserer Praxis. Er hatte sich eine Prellung am linken Bein zugezogen und sagte, dass dies sehr schmerzhaft sei (wenn ein Eishockeyspieler sagt, dass etwas weh tut, dann handelt es sich meist um eine ernstliche Verletzung!!!)

Verletzungen der Muskeln sind mit Akupunktur 2000 in den meisten Fällen sehr einfach zu behandeln

Wenn es sich um einen Wadenmuskel handelt benutzt man einen Punkt am Ringfinger. Nach 5 Minuten sagte Petri, dass die Schmerzen um ca. 80% abgenommen hätten, was ziemlich normal ist.

Dann begann er über seine Leistenbeschwerden zu sprechen. Ich fragte ihn, ob er das gerne in Ordnung gebracht haben möchte. Er lächelte mich nachsichtig an, denn er war ja bei den besten Spezialisten auf diesem Gebiet gewesen. Er sagte nichts, aber ich konnte sehen, dass er nicht daran glaubte, dass dies möglich sei. Dennoch willigte er ein, es zu versuchen. Wir haben 8 Mal behandelt, wobei wir einen Punkt am Kniegelenk und einen am großen Zeh verwendeten. Nach diesen 8 Behandlungen war Petri 100% in Ordnung und konnte wieder mit voller Kraft spielen, was dazu führte, dass sein Klub die dänische Meisterschaft ein weiteres Mal gewann.

Die Schulmedizin verfügt über keine effektive Behandlung von Leistenbeschwerden. Die Erfahrung hat gezeigt, dass Akupunktur 2000 zur Behandlung dieses Leidens sehr effektiv ist.

In der folgenden Saison erschien er wieder bei uns. Ich hatte im Fernsehen gesehen, dass seine Karriere auf Grund eines Schleudertraumas nun endgültig aus war. Die Ärzte konnten ihm nicht helfen. Nach einer Woche intensiver Behandlung war er wiederum 100% in Ordnung. Er konnte seine letzte Saison als Profi wiederum mit einer Goldmedaille beenden.

Die Zeitung in Herning schrieb:
Zweifel um Skrikos Teilnahme
Petri Skriko erhält heute zwei Behandlungen beim Akupunkteur John Boel.
Der Spitzenstürmer saß die letzten 2 Spiele auf der Ersatzbank. „Im Augenblick fühle ich mich unglaublich müde. Obwohl John mir versicherte, dass ich zum Schlussspiel auf den Beinen sein werde, bezeichne ich es als äußerst zweifelhaft."
Petri Skriko kam wieder auf die Beine, spielte ein hervorragendes Turnier und wurde schließlich als bester Eishockeyspieler Dänemarks ausgezeichnet.

Kurs für Sportärzte
Hier ein Auszug aus der deutschen Bildzeitung:
Die Sportärzte des Fußballklubs St. Pauli in Hamburg, Dr. med. Peter Benckendorff und Dr. med. Jürgen Küchlin, nehmen am Wochenende an einem speziellen Seminar über die Sportakupunktur des Akupunktur–Gurus John Boel teil, welcher unter Anderem die Radrennfahrer Jan Ullrich und Bjarne Riis behandelt hat....

Fünfmal pro Jahr komme ich nach Deutschland um Seminare abzuhalten.

Es ist viel geschehen, seit der Zeit als ich in meinen jungen Jahren (1970) dem berühmten deutschen Fußballverein Hamburger SV, mit dem ebenso berühmten Uwe Seeler an der Spitze, 16mm Schmalfilme vorführte.

Das mit den Schmalfilmen war nicht meine Stärke, aber die Spieler nahmen es gelassen – dass die Bilder auf dem Kopf standen.

Kapitel 7
Einige Untersuchungsergebnisse

Auf der ganzen Welt wird ständig nach neuen und besseren Medikamenten geforscht. In den letzten Jahrzehnten wurden einige revolutionierende Mittel zur Behandlung von verschiedenen Krankheiten auf den Markt gebracht, wie z.B. Penicillin, Insulin, Aspirin, Kortison und Morphin.

Bedauerlicherweise zeigt eine genauere Analyse, dass weitere große Verbesserungen mit Hilfe der chemischen Wissenschaft nicht zu erwarten sind. Es ist eine Tatsache, dass es kein Medikament gibt, das chronische Leiden wie z.B. rheumatische Erkrankungen, andere Autoimmunerkrankungen oder Allergien heilen kann. Chemische Mittel sind ebenfalls nicht in der Lage, Glieder- und Muskelschmerzen, Kopfschmerzen/Migräne und hormonelle Probleme zu *heilen*. Diese Medikamente können nur die Symptome *lindern*.

Deshalb müssen wir umdenken.

Die medizinischen Wissenschaftler haben sich beinahe ausschließlich auf die Forschung auf dem Gebiet der Chemie konzentriert.

Auf dem Gebiet der *Biophysik* hingegen wurde sehr wenig geforscht. (Bio bedeutet Leben und das physikalische ist das, was Sie sehen, berühren oder erfahren können.)

Eine so genannte „wissenschaftliche" Untersuchung ist auf dem Gebiet der Akupunktur ziemlich schwierig durchzuführen, da die Akupunktur immer eine Wirkung erzielt, auch wenn man den Punkt nicht genau trifft.

Deshalb haben wir eine vergleichende Untersuchung oder, wenn Sie so wollen, ein Pilotprojekt durchgeführt.

Akupunktur 2000 ist eine neue Wissenschaft. Sie wurde jedoch nicht im Laboratorium entwickelt, sondern durch praktische Erfahrungen.

Das Pilotprojekt umfasste 6 Akupunkteure, die untersuchen sollten, welche Akupunkturmethode am effektivsten ist.

Für den Versuch wurde ein Leiden gewählt, das sowohl von Schulmedizinern als auch von Alternativmedizinern nur selten mit Erfolg behandelt wird. Wir wählten Patienten aus mit Schleudertrauma, Englisch auch „Whiplash" genannt.
Ein Schleudertrauma ist eine Art Verstauchung des Genicks. Hervorgerufen wird es häufig durch Auffahrunfälle, bei denen der Kopf mit großer Wucht rückwärts und vorwärts geschleudert wird.
Durch die ständigen Verbesserungen der Bremsen an unseren Autos gehören Schleudertraumen heute beinahe zum Alltag. Die Schmerzen können gewaltig sein. In der Regel beginnen die Probleme bereits am ersten Tag im Nacken. Ca. 75% der Betroffenen leiden an Kopfschmerzen, die vom Nacken ausstrahlen. Bei 50% treten Schulter- und Armschmerzen auf oder Taubheitsgefühle oder prickelnde oder stechende Gefühle.
Einige haben ein Schweregefühl in den Armen, andere einen Kloß im Hals oder Schmerzen beim Schlucken. Wieder andere leiden an Ohrensausen oder haben Gleichgewichtsstörungen, sind äußerst lärmempfindlich, haben Konzentrationsprobleme oder Kreuzschmerzen, die in die Beine ausstrahlen und andere Probleme.
Der dänische Oberarzt Dr. Carsten Shell, wohnhaft in Schweden, hat viel Forschung auf diesem Gebiet betrieben. Er war es dann auch, der einige sehr interessante Entdeckungen machte, wie z. B., dass Seh- und Gleichgewichtsstörungen die bisher angenommenen 20% bei weitem überschreiten und zwar bis zu beinahe 80%.
Bei den 5000 Betroffenen, die jährlich in Dänemark ein Schleu-

dertrauma erleiden, gibt es einige, die nach einem Jahr immer noch Schmerzen verspüren.

Leider können die Ärzte, außer schmerzstillende Mittel zu verschreiben, für diese Patienten nur sehr wenig tun. Die Schmerzmittel heilen den Patienten natürlich nicht und ihr Zustand bleibt weitgehend unverändert.

Die sechs oben erwähnten Akupunkteure haben über einen Monat hinweg 10 Patienten behandelt. Jeder Patient erhielt 14 Behandlungen und die Akupunkteure benutzten verschiedene Akupunkturmethoden.

Alle 60 Versuchspersonen litten seit mehr als einem Jahr an den Folgen eines Schleudertraumas und in dieser Zeit hatte sich weder an ihren Schmerzen, noch an ihren anderen Folgeerscheinungen etwas verändert.

Die zwei schlechtesten Resultate erbrachte die Chinesische Akupunktur.

Bei der sogenannten Klassischen Chinesischen Akupunktur spürten 40% der Versuchspersonen keine Veränderung, 20% erlebten eine kleine Verbesserung und 40% erfuhren eine große Verbesserung oder sogar eine Heilung.

Mit einer weiteren chinesischen Methode wurde bei 40% keine Wirkung erzielt, bei weitern 40% stellte sich eine kleine Verbesserung ein und nur ein einziger Patient erlebte eine große Verbesserung.

Man kann sagen, dass dies besser als nichts ist, aber bestimmt nicht zufriedenstellend.

Die besten Resultate wurden mit Akupunktur 2000 erzielt.

Keine Wirkung: 10%. Ein kleine Verbesserung: 10%. Eine Verbesserung: 20%. Grosse Verbesserung oder Heilung: 60%.

80% der Testpersonen des Pilotprojektes erfuhren also durch Akupunktur 2000 eine sogenannte „signifikante Verbesserung" wie sich das im Fachjargon nennt. Oder auf gut deutsch: „Gar nicht so übel."

Das bedeutet, dass, verglichen mit der chinesischen Akupunktur, die Akupunktur 2000 doppelt so wirksam ist. Da sie sogenannte Therapieblockaden löst, ist sie den anderen Akupunktursystemen deutlich überlegen.

Michael, einer unserer Schüler, hat gerade Anfang des Jahres 2004 11 Patienten mit Schleudertrauma behandelt. Das Resultat: 9 geheilt.

Kapitel 8
Blinde und andere Sehbehinderte

Jeder kennt die fünf Sinne, die wir täglich benutzen: das Sehen, das Hören, das Riechen, das Schmecken und das Tasten.

Es wurde wissenschaftlich erwiesen, dass das Sehen 84% unserer gesamten Sinneswahrnehmungen ausmacht. Dies bedeutet, dass das Sehen der absolut wichtigste unserer Sinne ist.

Zum Glück gibt es sehr gute Augenärzte, die einen großen Teil der mehr als 10.000 verschiedenen Augenerkrankungen behandeln können.

Von den chirurgischen Errungenschaften der letzten Jahrzehnte ist die Operation beim grauen Star, bei der man eine künstliche Linse einsetzt, bestimmt eine der wichtigsten.

Zum Leidwesen der Betroffenen gibt es aber immer noch einige Augenleiden, bei denen die Augenärzte machtlos sind.

Das häufigste dieser Leiden, bei denen der Augenarzt dem Patienten mitteilt: „Damit müssen Sie leben", wird Altersbedingte Makula Degeneration genannt, oder kurz AMD.

AMD ist die häufigste Ursache krankheitsbedingter Erblindungen in Europa und den USA. Zuerst verliert man die Fähigkeit, zu lesen und andere Menschen zu erkennen. Danach kann man Gegenstände immer weniger fokussieren. An AMD erblindet man nicht vollständig, denn das periphere Gesichtsfeld bleibt erhalten. Die Lebensqualität ist jedoch stark beeinträchtigt.

Wenn Sie sich diese zwei Bilder unserer „Wall of Fame" anschauen, verstehen Sie, was ich meine. (Abbildung 22)

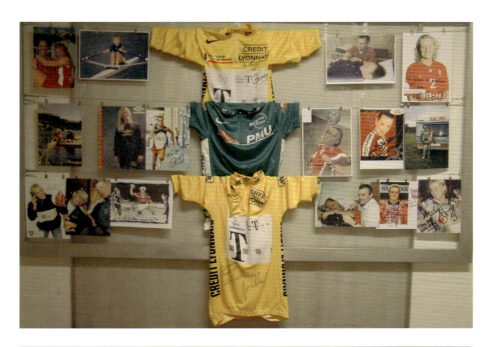

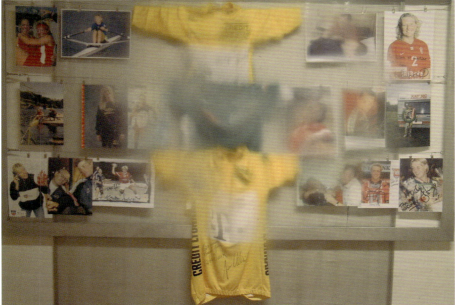

Abbildung 22

Es gibt zwei Formen von AMD, die feuchte und die trockene Form.
Ungefähr 12% der Dänen die jährlich von dieser Krankheit

betroffen werden, leiden an der feuchten Form. Ungefähr der Hälfe kann von den Augenärzten mit einer speziellen Laserbehandlung, kombiniert mit einem Medikament, das in ein Blutgefäß gespritzt wird, geholfen werden.

Bei den 13.000 Patienten, die jährlich von der sogenannten trockenen AMD betroffen sind, entwickelt sich die Krankheit normalerweise langsam. Bei der feuchten Form hingegen schreitet die Entwicklung meist so schnell voran, dass der Patient die Fähigkeit zu lesen innerhalb kürzester Zeit verliert.

Direkt unter der Netzhaut befindet sich eine Gewebsschicht, die Pigmentepithel genannt wird. Es ist diese Schicht, die Abfallstoffe abtransportiert und Nährstoffe und Sauerstoff zuführt.

Die trockene Form der AMD entsteht, wenn dieser Stoffwechselvorgang nicht mehr ausreichend funktioniert.

Die feuchte Form könnte man als den Versuch des Körpers bezeichnen, die trockene Form der AMD zu reparieren. Dies geschieht dadurch, dass neue Blutgefäße in der Netzhaut gebildet werden.

Es sind diese neuen Gefäße, die die Verschlechterung der Sehkraft bewirken. Sie platzen leicht und Blut und andere Flüssigkeiten fließen unter die Netzhaut und heben diese an. Dadurch werden gerade Linien plötzlich krumm und der Patient hat Mühe, Freunde und Bekannte zu erkennen, wenn er sie auf der Strasse trifft.

AMD-Patienten verlieren auf diese Weise ihr zentrales Gesichtsfeld und sehen stattdessen einen verschwommenen Fleck, der der Blickrichtung folgt, egal wo man ihn hinsieht.

Das zentrale Gesichtsfeld verwenden wir vor allem dazu, Dinge scharf zu sehen, z.B. beim Fernsehen, Lesen, Autofahren oder eben zum Erkennen von anderen Menschen, wie Sie auf den Bildern in Abb. 22 erkennen können.

Bei weitem die meisten AMD-Patienten behalten ihr Orientierungssehen und können sich somit weiterhin frei bewegen und sich zu Hause zurechtfinden. Alles um das Zentrum herum ist klar erkennbar. Die Dinge jedoch, die sie fokussieren, werden unscharf oder unsichtbar.

Ca. jeder 10 Däne über 60 leidet an AMD. Als 75-jähriger liegt das Risiko an AMD zu erkranken bei ca. 40% und jährlich gibt es in Skandinavien über 50.000 neue Fälle.

Die eigentliche Ursache der AMD konnte bisher nicht wissenschaftlich geklärt werden.

Die Abnutzung der Zellen scheint jedoch oft mit dem Alter in Zusammenhang zu stehen.

Persönlich glaube ich, dass diese Abnutzung den sogenannten freien Radikalen zuzuschreiben ist. Die freien Radikale sind z.B. dafür verantwortlich, dass ein Apfel fault oder Stahl rostet und ich finde, dass die „Abnutzung" der Zellen der Makula an diesen Vorgang erinnert.

Akupunktur 2000

Die Augenärzte sind also im Stande ungefähr 6% der AMD-Patienten zu helfen. Und was ist mit dem Rest?

Hier kommt Akupunktur 2000 ins Spiel.

Ich habe einige der Ärzte und Akupunkteure, die ich in Akupunktur 2000 ausgebildet habe, dazu veranlasst, ein halbes Jahr lang ihre Behandlungsergebnisse statistisch festzuhalten. Alles in allem wurden 205 AMD-Patienten behandelt, die sowohl an der feuchten als auch an der trockenen Form erkrankt waren.

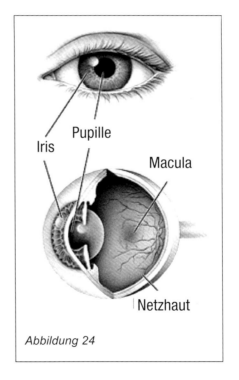

Abbildung 24

Leider konnten sie 61 Patienten nicht helfen.

Die übrigen ca.70% erfuhren allerdings eine Verbesserung ihrer Sehkraft zwischen 10 und 90%.

Dies ist äußerst überraschend und regt zum Nachdenken an: 144 AMD-Patienten, die von den Augenärzten als austherapiert galten, erfuhren eine Verbesserung der Sehkraft von zwischen 10 - 90%.

Ich will hier jedoch festhalten, dass es sich nicht um eine wissenschaftliche Studie handelt, sondern ausschließlich um Beispiele aus dem Alltag.

Ein deutscher Arzt und Schüler, Dr. med. H.P. Wutta, erzielte sogar noch bessere Resultate bei der Behandlung von über 100 „unheilbaren Augenpatienten". Die Behandlung war in über 80% der Fälle erfolgreich. Darüber kann man in seinem Buch, welches im Ehrenwirth -Verlag mit dem Titel „Augenakupunktur. Sehstörungen natürlich heilen" erschienen ist, mehr lesen.

In unserer Praxis haben wir im Laufe der letzten 15 Jahre eine Methode zur Behandlung von AMD und anderen „unheilbaren" Augenerkrankungen entwickelt.

Wir versuchen dauernd, diese Methode zu verbessern. Am Anfang konnten wir nur ca. 25% der AMD-Patienten helfen, heute sind es nur ca. 25%, denen wir **nicht** in größerem oder kleinerem Ausmaß helfen können.

Leider bedeutet das nicht, dass wir 7 von 10 AMD-Patienten heilen können. Es bedeutet, dass wir die Sehkraft bei ca. 70% aller AMD-Patienten verbessern können.

Pilotprojekt

Im Sommer 2004 setzten wir ein Inserat in die regionalen Zeitungen, in dem wir nach 30 Versuchspersonen für unser AMD-Pilotprojekt suchten.

Von den hereinkommenden Meldungen wählten wir 30 aus und baten sie, eine Kopie ihres Krankenakte von ihrem Augenarzt mitzubringen. Die Versuchspersonen wurden in drei Gruppen aufgeteilt und während des Versuchs stellte sich heraus, dass bei drei Personen keine AMD diagnostiziert worden war.

Deshalb wurde das Pilotprojekt genau genommen nur mit 27 Personen durchgeführt:

zehn in Gruppe 1, neun in Gruppe 2 und acht in Gruppe 3. Wie früher erwähnt variierte die Behandlung in bezug auf die Methode und der Anzahl der Punkte.

Alle Patienten erhielten mindestens 2 Behandlungen pro Tag in den ersten 2 Wochen (ausgenommen den Wochenenden). Danach erhielten sie 4 Behandlungen pro Woche in den 2 darauf folgenden Wochen. Jeder Patient erhielt insgesamt 30 Behandlungen.

Vor den Behandlungen wurde die Sehkraft anhand einer Standard-Sehtafel getestet. Derselbe Test wurde am Ende jeder der darauf folgenden Wochen durchgeführt. Damit das Ergebnis nicht von täglichen Schwankungen beeinflusst wurde, wurden nur Verbesserungen von 15% und mehr erfasst.

Gruppe	Anzahl Patienten	Anzahl Patienten mit Verbesserung von mehr als 15%	Durchschnittliche Verbesserung in %
1	10	8	27,2 %
2	9	6	28,5 %
3	8	5	25,6 %

Die Prozente wurden wie folgt ausgerechnet:
Wagner z.B. hatte eine Sehkraft von 10% vor den Behandlungen. Nach 4 Wochen hatte er eine Sehkraft von 50%. Dies betrachten wir als eine Verbesserung von 40% - also nicht mehreren hundert %. Da sein Optiker sehr skeptisch war, und sich nicht auf unsere Messungen verlassen wollte, kontrollierte er Wagners Sehkraft ebenfalls. Er kam zu denselben Resultaten und bekräftigte also – zu seiner eigenen großen Überraschung, dass Wagners Sehkraft sich im Verlaufe eines Monates von 10% auf 50% gesteigert hatte.

Es ist bemerkenswert, dass 8 von 10 Versuchspersonen (80%) in Gruppe 1 eine Sehkraftverbesserung von durchschnittlich 27% erreichten.

In dieser Gruppe hatte ich nämlich die wenigsten Punkte verwendet.

Deshalb ist die Behandlungsmethode der Gruppe 1 heute die Standardbehandlung.

Bisher erhielten Augenpatienten nur eine Woche lang eine intensive (tägliche) Behandlung. Die Frage war, ob 2 Wochen intensiver Behandlung mit Akupunktur 2000 bessere Resultate hervorbringen würde.

Die Ergebnisse zeigten, dass die zweiwöchige Behandlungsreihe zu einer drastischen Verbesserung der Resultate führte.

Sind die Verbesserungen dauerhaft?
Ein halbes Jahr nach dem Abschluss des Versuches untersuchten wir, ob die Verbesserungen dauerhaft waren. Und das waren sie.

Alle Patienten, die während des Versuchs eine Verbesserung ihrer Sehkraft erfahren hatten, hatten diese behalten oder sogar noch erhöht.

Bei allen Patienten, die während des Versuches *keine* Verbesserung erlebt hatten, war die Sehkraft ein halbes Jahr später unverändert geblieben.
Ein Patient hat sich auf unsere Anfrage hin nicht mehr gemeldet, deshalb konnte er nicht erfasst werden.
Es ist bemerkenswert, dass alle Patienten, die während des Versuchs keine Verbesserung ihrer Sehkraft erfahren hatten diese stabil hatten halten können. Normalerweise verschlechtert sich diese bei AMD- Patienten nämlich laufend.

Dies ist vielleicht sogar das wichtigste Ergebnis von allen. Es bedeutet nämlich, dass man mit Akupunktur 2000 das Fortschreiten der AMD verhindern kann.

Unsere eigenen Erfahrungen und die aus den Praxen unserer Kollegen zeigen, dass die Ergebnisse, die bei AMD-Patienten erzielt werden auch auf andere Augenpatienten übertragbar sind. Mit anderen Worten: Wir haben dokumentiert, dass es möglich ist ungefähr 70% aller „unheilbaren" oder als „austherapiert" geltenden Augenpatienten in größerem oder kleinerem Ausmaß zu helfen.

Im September 1998 schrieb einer der ca. 80 Augenärzte, die sich in Akupunktur 2000 hatten ausbilden lassen, einen Artikel in „Der Akupunkturarzt und Aurikulotherapeut", einer Fachzeitschrift für deutsche Akupunkteure.
Hier folgt ein Auszug aus diesem Artikel.

Von der Augenärztin Dr. med. Sigrun Scharf-Mayweg
- Schon seit einigen Jahren gehen durch die Laienpresse Berichte über sensationelle Heilungen durch Akupunktur bei verschiedenen Augenerkrankungen, die bisher in der konventionellen Augenheilkunde als schwer behandelbar oder unheilbar galten, wie z. B. die Makuladegeneration. Durchgeführt werden diese Behandlungen u.a. von Prof. Dr. John Boel und Mitarbeitern in Dänemark. Er hat sich mit der Therapie zahlreicher Augenerkrankungen beschäftigt, die in der Schulmedizin praktisch nicht therapierbar sind. Auch im Fernsehen wurde seine Therapiemethode vorgestellt, wobei er hierbei den Schwerpunkt auf die Behandlung der Alterssichtigkeit legte.
Ich hatte Gelegenheit, an einem seiner Seminare teilzunehmen.

John Boel hat inzwischen viele Hundert Patienten mit Augenlei-den aller Art behandelt. Zu den häufigsten Erkrankungen, die heute mit der so genannten Augenakupunktur therapiert wer-den, gehören Altersichtigkeit, Makuladegeneration, Retinitis Pigmentosa, Glaukom, sogar Erbildung durch Gehirnschädi-gungen (Gehirnquetschungen oder Blutgerinnsel). Nach seinen Angaben konnten die meisten dieser Erkrankungen und viele andere, gebessert, einige sogar völlig geheilt werden.

John Boel geht nicht nach der klassisch chinesischen Akupunk-turlehre vor. Er selbst hat mit den verschiedensten Akupunktur-punkten experimentiert, und die von ihm jetzt gelehrten und angewandten Punkte sind diejenigen, mit denen er die größten Verbesserungen erzielen kann.

Ich selbst wende sein Therapieschema in meiner augenärztli-chen Praxis inzwischen seit einigen Jahren mit großem Erfolg an. Ich habe nach dieser Methode bisher nur manifeste Augen-erkrankungen, die auch am Augenhintergrund pathologische Veränderungen zeigten, behandelt. Fast alle Patienten gaben bereits nach der ersten oder den ersten beiden Behandlungen an, sich insgesamt sehr viel besser zu fühlen.

Ich habe unter Anderem 50 Fälle von Makula Degeneration behandelt. (AMD - trockene und feuchte Form, Beobachtungs- und Therapiezeitraum der meisten Fälle inzwischen über zwei Jahre.) Alle diese Patienten galten als schulmedizinisch austhe-rapiert. **Unbehandelt verschlechtert sich in der Regel besonders die feuchte Form der Makula Degeneration kon-tinuierlich – unter der Akupunkturtherapie sah ich keine einzige Verschlechterung.** Bei fast allen Patienten kam es zu einer mindestens 10%igen oder weiteren Verbesserung (Objek-tivierung über die Prüfung der zentralen Sehschärfe und Ams-ler-Netz).

12 Fälle von Retinitis Pigmentosa (Tunnelsichtigkeit). Dies ist eine Augenerkrankung, die immer zur Erblindung führt.

Hier konnte in allen Fällen der Verlauf zum Stillstand gebracht werden. Drei dieser Patienten betreue ich jetzt schon seit zwei Jahren, wobei sich die Sehschärfe gehalten hat. Das winzige Restgesichtsfeld, das die Patienten zu Anfang der Behandlung hatten, hat sich nach der speziellen Akupunkturtherapie in allen Fällen leicht verbessert, die zentrale Sehschärfe stieg etwa um 10%.

Ich selbst betreibe seit über 20 Jahren Akupunktur und habe auch schon früher versucht, verschiedene Augenkrankungen zu behandeln, sowohl am Ohr als auch nach den Regeln der Traditionellen Chinesischen Medizin. Der Erfolg war jedoch niemals so deutlich wie jetzt, seit dem Einsatz der speziellen Augenakupunktur nach Boel.

Bei der Mehrzahl der Patienten kann die Sehkraft erhalten werden. Dies ist bei den meisten schweren Augenerkrankungen, die sich in der Regel im Laufe der Zeit verschlechtern, schon als großer Erfolg zu werten. Durch einen Zugewinn an Sehkraft kann man oft zu einer enormen Verbesserung der Lebensqualität beitragen.

Ein skeptischer Arzt
Ich hatte ein interessantes Erlebnis mit einem meiner deutschen Schüler, Dr. med. Klettner. Er glaubte nicht richtig daran, dass es möglich sei „unheilbaren" Augenpatienten zu helfen. Als er also von meinem Seminar nach Hause kam rief er bei einem befreundeten Augenarzt an und bat ihn darum, ihm einen Patienten zu schicken, der unmöglich geheilt werden könne. Er erhielt eine Patientin mit AMD. Sie hatte weniger als 5% Sehkraft auf dem linken Auge und 30% auf dem rechten.

Nach einem Monat konstatierte der Augenarzt zu ihrer beider Überraschung, dass sie auf dem linken Auge eine Sehkraft von 25% und auf dem rechten von beinahe 50% hatte.

Nach dreimonatiger Behandlung war sie bei gut 50% Sehkraft links und 90% rechts.

Ich brauche wohl nicht zu sagen, dass sowohl Arzt als auch Augenarzt schockiert waren.

Dr. Klettner verfasste später einen Bericht darüber, der in der Internetzeitschrift „Akupunktur Aktuell" veröffentlicht wurde.

Kapitel 9: Pressemeldungen und Patientenberichte

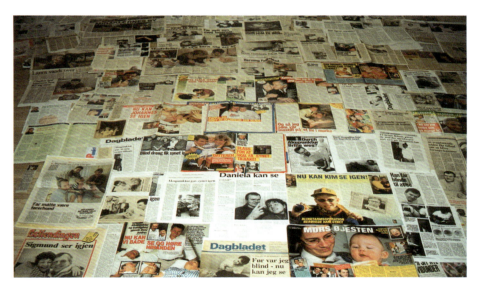

Die Presse war an unserer Arbeit sehr interessiert. Es erschienen bisher mehr als 200 Zeitungsartikel, 25 Zeitschriftenartikel und über 100 Radio- und Fernsehsendungen im In- und Ausland, die sich auf unsere Behandlungsmethode bezogen.
Hier einige Beispiele und Patientenberichte:

Das Bergische Blatt schrieb
Geburtshelfer
Boel kommt sich ein bisschen vor wie der österreichische Geburtshelfer Semmelweis, über den er kürzlich einen Bericht im Fernsehen sah.
Semmelweis belegte im 18. Jahrhundert, dass das Kindbettfie-

ber auf eine Infektion zurückzuführen war. Er war jedoch genau so wenig in der Lage wie Boel heute, die Schulmedizin von der Richtigkeit seiner Ideen zu überzeugen. Semmelweis starb verkannt.

Erst später wurde die Tragweite seiner epochalen Entdeckung erkannt.

Boel hofft, dass es nicht ganz so lange dauern wird, bis seine Akupunkturmethode anerkannt wird.

Gehirnverletzungen

Die dänische Vereinigung junger Gehirngeschädigter hielt ihre jährliche Versammlung in Nyborg ab. Ich wurde eingeladen einen Vortrag zu halten. Ein phantastisches Erlebnis. Aber urteilen Sie selbst. Hier der Brief, der mir der Vorsitzende nachher schrieb:

Lieber John,

Vielen Dank! Es war ein Erlebnis, wie Du mit Deinen beinahe magischen Nadeln, mit nur einem einzigen Stich, die Leute mehr oder weniger geheilt hast.

Es war zwar interessant, auf eine wirklich verständliche Art etwas über die Geschichte der Akupunktur zu hören, aber all die Wunder, die du geschaffen hast – das war verdammt großartig.

Jemand, der seit 7 Jahren am ganzen Körper gezittert hat erhält plötzlich eine Ruhe im ganzen Körper und hört mit dem Zittern auf.

Jemand, der die letzten 12 Jahre einen spastischen und verdrehten Arm hatte, kann seine Bewegungen plötzlich wieder selber kontrollieren, und die Gefühle im Arm kehren zurück.

Jemand, der die letzten 10 Jahre auf dem einen Auge beinahe blind gewesen ist, gewinnt augenblicklich etwas Sehkraft zurück.

Dies sind nur einige der Wunder, die du mit deinen Nadeln geschaffen hast.

Man braucht keine große Menschenkenntnis, um zu wissen, dass die Leute tief erschüttert und vollständig wild darauf waren von dir „gestochen" zu werden. Wir sind alle von der Schulmedizin aufgegeben worden, und glaubten daher, dass wir lernen müssten mit unseren Behinderungen zu leben. Es ist nur zu verständlich, dass einige der Betroffenen tief bewegt waren, und die Tränen flossen. Ich selbst kann mich deutlich daran erinnern, wie bewegt ich war, als du mir vor langer Zeit mehr Sehkraft gabst, mich von meinen Spasmen befreitest, und das Gefühl in meiner rechten Seite zurückkehrte.

Noch einmal Tausend Dank, ich bin zutiefst dankbar dafür, dass einer meiner Freunde von der Familie Boel gehört hat, was dazu führte, mit euch Kontakt aufzunehmen. Danke auch für eure unermüdliche Anstrengung, die Akupunktur weiter zu verbreiten, damit auch wir „unheilbaren" Kranken eine Chance erhalten.

Viele Grüsse
Bo German Thomsen
(Abgedruckt mit Erlaubnis des Verfassers)

Bo German Thomsen schrieb einen Artikel in der Zeitschrift für junge Gehirngeschädigte „Hoved Cirkel" (Hauptzirkel) auf Grund seiner eigenen positiven Erlebnisse mit Akupunktur 2000. Hier ein kleiner Auszug.

Der Akupunkteur John Boel gab mir meine Sehkraft zurück
Bei einem Sturz vom Balkon im 3. Stock zog ich mir im Jahre 1995 einen Hirnschaden zu, als ich mit meinem Nacken heftig gegen das Geländer des Balkons im ersten Stock stieß.

Außer einer spastischen Lähmung auf der gesamten rechten Seite, verursachte der Hirnschaden auch eine Sehbehinderung. Ich bekam einen „Tunnelblick", was bedeutet, dass mein Sehfeld sehr stark eingeschränkt wurde. Dies geschah in einem so starken Ausmaß, dass mein Restgesichtsfeld nicht einmal mehr gemessen werden konnte. Ein Perimeter, wie so ein Messinstrument genannt wird, kann nämlich nur ab 3 Grad messen, von den 180 Grad, die ein normales Auge sehen kann.

Zum Glück war ich recht geschickt darin, den Rest meines Sehfeldes zu benutzen, was mich allerdings nicht wirklich zufrieden stellte. Dies führte dazu, dass ich den Akupunkteur John Boel aufsuchte, der schon zu jener Zeit gute Ergebnisse bei der Behandlung von Blinden und Sehbehinderten erzielte. John erzählte mir, dass nach seinen Erfahrungen 60% seiner Patienten eine messbare Verbesserung der Sehkraft erfuhren.

Ich fand, das sei einen Versuch wert.

Bereits nach den ersten 5 Behandlungen konnte ich eine Verbesserung spüren, fürchtete jedoch gleichzeitig, dass dies nur Wunschdenken war.

Einer Sache war ich jedoch gewiss, meine Spasmen auf der rechten Seite waren bis auf ein leicht schlafähnliches Gefühl zurückgegangen und die Krampfanfälle, die ich die ganze Zeit hatte, waren verschwunden. Nach den 10 Behandlungen, die ich in der ersten Woche erhalten hatte war mein Restgesichtsfeld messbar.

Nach 2 Wochen intensiver Behandlung war mein Sehfeld mehr als doppelt so groß, und das Gefühl in der rechten Seite meines Körpers nahm und nimmt ständig weiter zu.

Das enorme Können des jütländischen Akupunkteurs John Boel ist erstaunlich, aber schließlich muss es ja einen Grund dafür geben, dass er als Akupunkteur des Jahrhunderts ausgezeichnet wurde.

John Boel behandelt nämlich das Gehirn mit seiner Akupunktur 2000.

Falls Sie mit dem einen oder anderen Gebrechen herumlaufen, vor dem die Ärzte kapituliert haben, oder wenn Sie „einfach etwas Hilfe" und einen schnelleren und besseren Fortschritt des Heilungsprozesses wünschen, dann versuchen Sie, John Boel zu kontaktieren und zu hören, welche Erfahrungen er genau mit Ihrem Problem hat.

Dieser Artikel stammt aus der österreichischen Wochenzeitschrift für Ärzte: Medical Tribune (1999)

Makula Degeneration im Alter - Bei mir half Akupunktur

Ich bin 80 Jahre alt und habe 40 Jahre lang, bis zu meinem 70. Lebensjahr, die Tätigkeit eines Landarztes ausgeübt.

In den letzten 25 Jahren, also schon 15 Jahre während meiner ärztlichen Tätigkeit, hat sich bei mir langsam eine Makula Degeneration in beiden Augen entwickelt. Es gab in zunehmender Weise kleinere Sehstörungen, die mich in der Ausübung meines Berufes nicht hinderten, es sei denn, es handelt sich um ganz diffizile Tätigkeiten, wie das Auskratzen von Hornhautfremdkörpern. Im weiteren Verlauf, also schon in der Zeit meiner Pension, hat sich der Zustand immer mehr verschlechtert, sodass ich in den letzten drei Jahren nicht mehr lesen konnte.

Ich habe natürlich schon bald nach den ersten Zeichen der Krankheit Augenfachärzte aufgesucht und bei weiterer Verschlechterung auch bekannte Kapazitäten der Augenheilkunde. Man hat mir durchblutungsfördernde Mittel, Vitamin A und E, auch Injektionskuren etc. verschrieben, aber einhellig versichert, die Makula Degeneration sei eben eine Degeneration, und was kaputt ist, lässt sich nicht wieder in Ordnung bringen.

Durch einen Zufall habe ich Anfang 1998 erfahren, dass es in Dänemark einen Akupunkteur - Professor Boel - gibt, der sich speziell mit Makula Degeneration beschäftigt und mit seiner Methode etwa 60% Besserungen erreichen würde. An dieser Stelle ist es Zeit, festzustellen, dass ich damals ein eingefleischter Schulmediziner war, der von Akupunktur und anderen komplementärmedizinischen Methoden nichts hielt.

Die Nachricht von der 60%igen Besserung schlug wie eine Bombe in unseren Arzthaushalt ein. Ich versicherte meiner Frau, dass ich das für Scharlatanerie hielte.
Meine Frau - und da sieht man wieder, wie klug und uns Männern überlegen, Frauen eben sind - sagte kurz: Fahren wir doch hin, hilft es, ist es ein großes Glück, hilft es nicht, war es ein schöner Urlaub in Dänemark.
Ich habe mich der Behandlung unterzogen.
Fünf Tage, zweimal täglich Akupunktur im Februar 98. Prof. Boel sagte anschließend zu mir: Fahren Sie nach Hause. Wenn Sie den Eindruck haben, dass es zu einer Besserung kam, müssen Sie die Behandlung fortsetzen. Ich konnte nach drei Wochen subjektiv eine gute, objektiv an der Sehtafel eine kleine Besserung feststellen, und habe die Behandlung bei einem österreichischen Akupunkteur fortgesetzt. Im Mai 98 war ich für 14 Tage abermals bei Prof. Boel. Seither gehe ich alle vier Wochen zu einer Akupunkturauffrischung.
Ich kann nach einem Jahr eindeutig feststellen, dass sich mein Sehvermögen deutlich gebessert hat, und das ist doch großartig, wenn man bedenkt, dass sich bei fortschreitendem Alter degenerative Zustände normalerweise verschlechtern. Ich kann zwar noch nicht mit der Brille alleine lesen, wohl aber unter

Zuhilfenahme einer Lupe, was vor der Behandlung völlig unmöglich war. Ich finde es aber unglaublich traurig, dass alle Fachärzte für Augenheilkunde, denen ich begegnet bin, entweder von dieser Behandlungsmöglichkeit nichts wussten, oder aus schulmedizinischem Hochmut nichts wissen wollten.
Das ist vor allem deshalb traurig, weil bei der Akupunktur, wie auch in der Schulmedizin, sich ein Krankheitszustand um so erfolgreicher behandeln lässt, je früher die Behandlung beginnt.

Auf diese Weise bin ich vom Saulus zum Paulus geworden.

Von OMR Dr. med. Rudolf Stern, Kitzeck, Österreich.

Dr. Stern ist nun bereits 87 Jahre alt. Er besuchte den Verfasser vor ungefähr einem Jahr. Er war sehr glücklich, da sich seine Sehkraft weiterhin verbessert hatte, womit er nun fähig ist, ohne Lupe zu lesen. Einmal im Monat unterzieht er sich einer Akupunkturbehandlung bei einem unserer Schüler in Österreich.

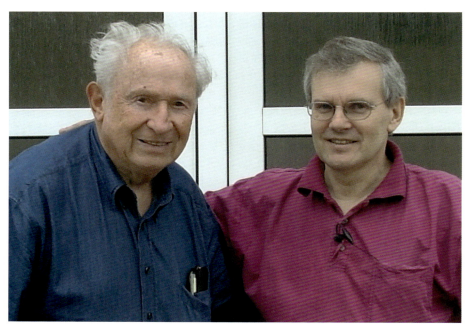

Dr. Stern und John Boel.

Die Zeitung in Herning schrieb (Herning folkeblad)
John Boel geehrt.
Däne zum Akupunkteur des Jahrhunderts gekürt.
Auf der ganzen Welt wird ständig geforscht, wie alternative Behandlungsmethoden zur Behandlung verschiedener Krankheiten eingesetzt werden können.
Vom 31.12.1999 bis zum 2.1.2000 wurden an einem Weltkongress in Colombo, Sri Lanka, die neuesten Ergebnisse vorgestellt.
Der Kongress wurde von der Offenen Internationalen Universität für Komplementärmedizin (Medicina Alternativa) abgehalten und trotz Unruhen in Colombo fanden sich Teilnehmer aus über 100 Ländern ein, unter ihnen auch Bodil und John Boel, die eine Akupunkturklinik in Aulum leiten.
Der hohe wissenschaftliche Standard wurde durch die Teilnahme von vier Ministern an der Eröffnungszeremonie dokumentiert.
Ungefähr die Hälfte der Teilnehmer waren Ärzte und die andere Hälfte bestand aus Kapazitäten der Alternativmedizin.
Auf dem Kongress stellte John Boel eine Weltneuheit vor, ein völlig neues Akupunktursystem, das auf verschiedenen Gebieten die bestehenden Akupunktursysteme an Wirksamkeit übertrifft. Deshalb wurde es Akupunktur 2000 genannt. Es gleicht keinem bisherigen System, und hat möglicherweise mehr mit Chiropraktik, als mit Akupunktur gemein. Die Behandlung erfolgt, indem sehr dünne Nadeln rund um die Gelenke eingestochen werden. Dies stimuliert verschiedene Gehirnabschnitte, die die Hormonproduktion der Drüsen steuern, die zur Heilung benötigt werden.

Internationales Interesse
Das Interesse für Akupunktur 2000 war ungeheuer groß. Zum einen, weil es sich um eine revolutionäre Entdeckung zur Heilung einer langen Reihe von verschiedenen Krankheiten handelt, zum anderen weil es in der Jahrtausende alten Geschichte der Akupunktur erst zum zweiten Mal geschieht, dass ein weißer Akupunkteur ein neues Akupunktursystem entdeckt, bzw. erfunden hat. Und „last but not least" ist Akupunktur 2000 viel einfacher zu erlernen, als die klassische Akupunktur.
Nach dem Kongress erhielt Boel ausreichend Gelegenheit, die Überlegenheit des neuen Systems an unzähligen Patienten der

Akupunkturklinik der Medicina Alternativa (einem Teil des zentralen Krankenhauses des Landes), zu demonstrieren.

Der dänische Akupunkteur hat intensive Forschungen mit dem neuen System betrieben, und die vorläufigen Ergebnisse deuten darauf hin, dass 90% der meisten Krankheiten damit geheilt oder gelindert werden können. Die Methode hat sich vor allem als äußerst effektiv bei allen Arten von Schmerzen und bei der Behandlung von Blinden und Sehbehinderten erwiesen. Weitere Forschungen sind bereits für das neue Jahr geplant in Zusammenarbeit mit anderen Akupunkteuren, Biologen und Fachärzten.

Auf dem Kongress in Colombo wurde John Boel als einziger Akupunkteur der Welt mit dem ehrenvollen Titel „Akupunkteur des Jahrhunderts" geehrt.

Auf dem Kongress wurde John Boel ein Zertifikat als Symbol der Ernennung zum „Akupunkteur des Jahrhunderts" ausgehändigt.

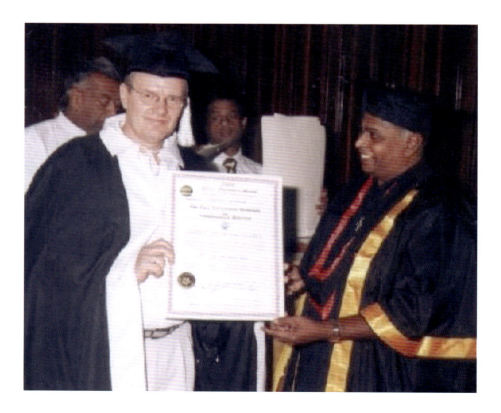

Auszug eines Artikels der Zeitung in Herning (Herning Folkeblad) vom 30.Januar 2004

Der weltberühmte Akupunkteur aus Aulum wird 60!

- Ja, es gab eine Zeit, in der es Quacksalberei genannt wurde und die meisten Ärzte nur verständnislos den Kopf schüttelten. Heute steht es etwas anders und die Zeit ist gekommen wo der Gründer der Boel Akupunktur am Industrivej Nord in Avlum, John Boel, seinerseits den Kopf schütteln kann. Obwohl Akupunktur heute auch von den dickhäutigsten Ärzten anerkannt wird ist John Boel weder schadenfreudig noch macht er sich die Mühe sich an die Schulmediziner zu wenden.Statt dessen hat er einfach nach vorne geschaut und das ist vielleicht auch der Grund dafür, dass er auf eine Karriere zurückblicken kann, um die ihn viele beneiden könnten. Im Alter von 59 Jahren hat er jedoch überhaupt nicht im Sinn mit dem Praktizieren auf- zuhören, und als seine Praxis vor Kurzem ihr 20 jähriges Beste- hen feierte, an der ca. 300 Gäste aus Nah und Fern teilnah- men, stand er auch meist im Zentrum. Dies obwohl er schon vor einigen Jahren einen Teil seiner Arbeit an seine beiden Söhne John Boel Jr. und Jesper Boel abtrat.

Statt dessen hat er sich einer umfangreichen Ausbildungspraxis gewidmet, die mit sich brachte, dass er alleine im letzten Jahr mehr als 20 Wochenendseminare im Ausland abhielt. Die Aus- bildung findet an Seminaren statt, vor allem in Skandinavien, aber auch in Deutschland, Schweiz und Spanien.

Kürzlich hat er den Akupunkteur von Bjarne Riis' Radrennteam CSC ausgebildet, der erklärt hat, dass sein Ziel für die kom- mende Saison Spitzenresultate unter anderem an der Tour de France seien. John war früher selbst mit Riis an der Tour unter- wegs, aber dazu fehlt mitlerweilen die Zeit.

Zum Ausgleich wurden die Ressourcen in den letzten Jahren für weitere Forschung und umfassenden literarischen Abhand- lungen verwendet. Nach der Veröffentlichung der Bücher „Vaku- punktur" und „Se godt ud" (einem Buch zur Behandlung von Augenerkrankungen) befindet sich John Boel in der Endphase seine dritten Buches mit dem Titel „Die Medizin der Zukunft."

Kapitel 10
Alltägliche kleine Wunder

Die Gemeinsamkeit dieser Berichte liegt darin, dass alle diese Patienten schulmedizinisch als austherapiert galten.
Sie waren zunächst von ihrem jeweiligen Hausarzt, dann von einem Spezialisten oder im Krankenhaus unter der Leitung eines Spezialisten behandelt worden.
Alles ohne Erfolg. Alle Hoffnung war verschwunden.
Vielleicht ist es beinahe zu bescheiden, diese Resultate nur als „kleine" Wunder zu bezeichnen.
Hier einige dieser Patientengeschichten.

Grüner Star(Glaukom)
„Hier stimmt etwas nicht! Sie wurden für eine Operation des grünen Stars eingewiesen, weil Sie einen sehr hohen inneren Druck von 27/28 im rechten Auge haben. Aber ihre Augen sind in Ordnung, mit einem völlig normalen Druck von nur 20.... Das verstehe ich einfach nicht...!"
Aber der Patient, der nun 71- jährige frühere Zimmermeister Anders Lassen aus Sunds, verstand es. Er hatte sich einer intensiven Akupunkturbehandlung bei John Boel unterzogen, vier Wochen bevor er sich zu eben dieser Operation im Krankenhaus von Holstebro einfinden sollte.
„Dann setzte ich meine Behandlung bei John Boel natürlich fort. Ein oder zweimal im Monat gehe ich zu ihm. Auf diese Art kann ich den Druck gut unten halten, und nun sehe ich wieder ganz normal.
Es fing damit an, dass ich bemerkte, dass der Fernseher „merkwürdig aussah". Eigentlich konnte ich den linken unteren Teil nicht mehr sehen", sagt Anders L. „Wie so viele in meinem Alter, hätte ich den grünen Star, sagte mir mein Augenarzt, Dr.

Nissen. 1988 unterzog ich mich der ersten Operation und ein Jahr später der zweiten".

„Wenn man den grünen Star hat ist es sehr wichtig, dass der Augen Innendruck nicht zu hoch wird. Normalerweise kann man das heutzutage mit einer routinemäßigen Operation in Ordnung bringen. Der Druck neigt jedoch dazu, nach geraumer Zeit wieder zu steigen. Aber jetzt muss man sich nicht mehr immer und immer wieder operieren lassen! John Boel hat eine Methode entwickelt, bei der er mit Hilfe von Akupunktur 2000 den Druck unten halten kann".

„Ich fahre also guter Laune in meinem Auto zur Behandlung und wieder nach Hause. Übrigens sieht der Fernseher wieder ganz normal aus, obwohl ich mir einige bessere Programme wünschen könnte", lächelt der alte Zimmermeister mit seinem jütländischen Humor....

Degenerative Netzhautveränderung (AMD)

„Da Sie an einer degenerativen Netzhautveränderung, der so genannten „Altersbedingten Makula Degeneration" leiden, können wir Ihnen leider nicht mehr helfen", teilte der Augenarzt im Krankenhaus in Randers der 60-jährigen Betty Petersen aus Grenå mit.

„So eine Diagnose ist absolut niederschmetternd", sagt Betty Pedersen. "Ich trug eine starke Brille, seit ich 8 Jahre alt war. Zuletzt hatte ich Gläser von + 9,5 und + 7,5 Stärke.

Hinzu kam noch der graue Star, der an beiden Augen operiert wurde, sowie später eine Nachoperation, Nachstar, wie man es nennt. Und nun war also Schluss.

Also fing ich an, über den Akupunkteur John Boel in Aulum nachzudenken, der seinerzeit meiner Mutter geholfen hatte. „Gott weiß, ob es ihn noch gibt", dachte ich, aber ich hatte Glück, es gab ihn noch. Ich bekam fünf Behandlungen nacheinander, und das half absolut fantastisch! Ich erhielt 80% meiner Sehkraft zurück - ein wunderbares Gefühl! Es ist wirklich ein neues Leben!

Ich erzählte meinem Hausarzt alles bei meinem nächsten Routinebesuch. Er konnte es kaum glauben.

Er fing beim Sehtest mit den ganz großen Buchstaben an, und fragte vorsichtig, ob ich sie sehen könne. „Gehen Sie nur weiter hinunter zu den kleinen Buchstaben", sagte ich, da war er total sprachlos...

Er wollte sofort John Boels Telefonnummer haben, und natürlich gab ich sie ihm, zusammen mit ein paar Broschüren, die ich erhalten hatte. Nun überweist auch er Patienten an John Boel. Für mich war es wunderbar wieder sehen zu können. Wir fahren gerne einmal pro Monat die 300 km von Grenå nach Aulum", sagt Betty Pedersen. „Ich habe nicht nur ein neues Sehen, sondern eine neue Sicht des Lebens erhalten."

Bandscheibenvorfall

„Ich bin eine der unzähligen Krankenpflegerinnen, die Pech mit ihrem Rücken hatte", erzählt die 49-jährige Lisbeth Mikkelsen aus Sunds bei Herning.

„Ich sollte einen Patienten hochheben, und da machte es „peng" im Rücken, und ich konnte mich nicht mehr bewegen.

Das bedeutete, dass ich anderthalb Jahre lang mit starken Schmerzen flach auf dem Boden lag, und das mit zwei Kindern im Teenageralter im Haus.

Die Ärzte konnten nichts tun. Sie wollten nicht operieren, sondern nur starke Schmerzmittel verabreichen. Aber damit konnte und wollte ich überhaupt nichts mehr tun, also brachte das nichts.

Da lag ich also, zu nichts nütze.

Zur selben Zeit fing meine Mutter an, für die Behandlung ihrer Augen zu John Boel nach Aulum zu gehen, und ihr ging es besser. Also vereinbarten wir, dass ich es auch versuchen sollte.

Als ich 1993 zum ersten Mal kam, konnte ich das eine Bein nicht bewegen und hatte starke Schmerzen in der Hüfte, die bis ins Bein ausstrahlten. Aber schon nach der zweiten Behandlung kehrten Leben und Gefühl in mein Bein zurück, und die Schmerzen nahmen ab.

Es war einfach wunderbar, sich wieder etwas bewegen zu können. Die Schmerzen wurden erträglich, auch ohne Medikamente. Das war eine riesige Erleichterung. Nun gehe ich alle vierzehn Tage zur Behandlung und es geht mir richtig gut.

Gleichzeitig nutze ich John Boels Fertigkeiten bei jeder Gelegenheit. Die ganze Familie hat auch schon eine Reise zu „dem in Aulum" gemacht, immer dann, wenn es etwas zu "reparieren" gibt.

Erik Hansen gewann Gold bei der Olympiade 1960.
Der heutige Stil, den die Kajakruderer verwenden, wurde von Erik erfunden.
Er hat diesem Sport sein Kennzeichen aufgesetzt, nicht nur hier in Dänemark, sondern auf der ganzen Welt.
Dies macht ihn zu einem Spitzensportler der besonderen Art.
Die Welt des Spitzensports ist hart, sehr hart. Ob die 5 Stunden harten täglichen Trainings die Ursache für Eriks Problem waren, werden wir nie erfahren. Er litt an einem Bandscheibenvorfall zwischen dem 4 und 5 Lendenwirbel.
Dies ist eines der schmerzhaftesten Leiden, die es überhaupt gibt.
Erik hatte solche Schmerzen in den Beinen, dass er beinahe die Lust am Leben verlor. Bei einem Fernsehinterview über unsere Behandlung hier sagte er: „Ich hatte solche Schmerzen, dass ich mit dem Gedanken spielte, eine Zyankalikapsel zu schlucken."
Er hatte für seine Frau und sich eine vierzehntägige Traumreise nach Kenia gebucht. Als er zum ersten Mal zu uns kam, war er überzeugt, dass er die Reise auf Grund seiner Schmerzen abblasen müsste. Zum Glück nahmen die Schmerzen im Verlaufe der ersten Behandlung in einem solchen Maß ab, dass er die Reise nicht abbestellte, und nach 4 weiteren Tagen intensiver Behandlung war er vollständig schmerzfrei.
Erik ging auf seine Traumsafari und rief mich 14 Tage später an. Er war glücklich.
Er hatte sich völlig verändert. Er erzählte mir, dass er während seiner gesamten Afrikareise überhaupt keine Schmerzen gehabt habe, weder in den Beinen, noch im Rücken. Das einzige, was zurückgeblieben war, waren zwei Zehen, die teilweise gefühllos waren.

„Frozen Shoulder"

„Wir waren bei einer Taufe in Kopenhagen und machten einen wunderschönen Ausflug. Aber als ich zu Hause in Struer aus dem Auto stieg, konnte ich weder meinen linken Arm, noch meine Finger bewegen. Von der Schulter an abwärts war alles blockiert und schmerzte schrecklich."
So erzählte die 78-jährige Lydia Laursen aus Struer.
Dies war ein klassischer Fall einer „Frozen Shoulder".

„Aber ich hatte Glück, denn ich kannte John Boel von früher. Also rief ich ihn an und bat um Hilfe.

Beeil dich und komm her, sagte er am Telefon. Das tat ich dann auch, und nach 5 Behandlungen sind meine Schulter und mein Arm so gut wie neu.

Es erscheint merkwürdig, dass es helfen soll, wenn er kleine Nadeln an ganz anderen Stellen hineinsteckt, als dort wo man die Schmerzen hat. Eigentlich war es schon nach der ersten Behandlung besser, und nach insgesamt 14 Tagen war ich wieder vollständig in Ordnung.

Seltsamerweise weiß niemand was geschieht, wenn eine so genannte „Frozen Shoulder" auftritt. Es gibt keine scheinbar vernünftige Erklärung dafür. Aber ich kann versprechen, dass man es merkt, wenn es passiert.

Jetzt bin ich glücklicherweise mit der Behandlung vertraut, so dass es für mich kein großes Geheimnis mehr ist. Das ist auch der Grund, weshalb ich meiner Familie und meinen Freunden mit Freude und Vertrauen empfehle, zu John Boel zu gehen, wenn ihnen etwas fehlt. Unsere drei Kinder waren alle bei ihm. Da mein Enkelkind an einer fürchterlichen Allergie leidet, habe ich mit ihm ebenfalls vereinbart, dass er zur Behandlung zu John Boel geht", sagt Lydia Laursen.

Arthritis
Das Folgende ist ein E-Mail, welches eine Patientin ihren Arbeitskollegen von DSB-Reisen schickte. Veröffentlicht mit freundlicher Erlaubnis von Charlotte.

Hallo alle miteinander!
Ich erfuhr vor ungefähr 3 Monaten, dass ich Psoriasisarthritis habe. Ich hatte wirklich starke Schmerzen und habe alternative Methoden ausprobiert, da ich nicht mein Leben lang Medikamente nehmen und dennoch die ganze Zeit unter Schmerzen leiden wollte.

Weder Akupunktur, gesunde Ernährung, noch Physiotherapie haben mir geholfen. Zufällig las meine Mutter eines Tages etwas über einen Akupunkteur, der bei den verschiedensten Allerweltskrankheiten unglaubliche Resultate erzielte. Also vereinbarte ich einen Termin.

Bis jetzt erhielt ich vier Behandlungen, und ich fühle mich so unglaublich gut, dass ich bald überhaupt keine Medikamente

mehr brauche. Das ist nicht, um Werbung für den Mann zu machen, denn er ist so fähig, dass die Patienten aus allen Ländern zu ihm kommen, sondern um eventuell meinen Kollegen zu helfen, die an einer Krankheit, einem Gebrechen oder ähnlichem leiden.
Mit freundlichen Grüssen
Charlotte

Gelenkrheumatismus

„Ich stand in meiner Küche und bereitete den Blumenkohl zum Mittagessen vor, als ich plötzlich starke Schmerzen bekam", erzählt die 74-jährige Edith aus Kibæk. „Das war an einem Sommertag im Jahre 1974, und die vielen darauffolgenden Jahre wurden zur Hölle für mich.
Ich ging natürlich zum Arzt. Der sagte mir, dass ich Gelenkrheuma hätte und gab mir die üblichen Medikamente dagegen. Ich vertrug die Tabletten nicht und wurde eigentlich noch kränker. Wir lebten auf dem Lande und ich hatte vier Kinder. Es war schrecklich!
So versuchten die Ärzte es mit einer Goldtherapie, was, soviel ich weiß, eine alte Methode ist. Aber es wurde sogar noch schlimmer. Ich schwitzte am ganzen Körper und so ging das viele Jahre weiter, mit starken Schmerzen rund um die Uhr. Ich war ganz einfach stark behindert durch die Krankheit und bekam auch eine Rente, weil die Ärzte dagegen machtlos waren.
Ein Bekannter schlug mir vor, es mit Akupunktur zu versuchen, und so reiste ich zu einem Akupunkteur in Südjütland. Es half wirklich etwas. Später, es muss 1987 gewesen sein, ging ich zu John Boel nach Aulum, und es wurde viel besser.
Heute nehme ich keine Medikamente mehr und bin schmerzfrei. Ich erhalte drei Behandlungen pro Monat, und das hält die Krankheit in Schach. Dies, obwohl meine Gelenke völlig deformiert sind", erzählt Edith.

- Wir behandeln viele Arthritis – und Rheumapatienten hier in Aulum. Wirklich viele.
Es gibt ca. 200 verschiedene Arten von Gelenkserkrankungen und Rheuma, und die Wissenschaft hat unglaublich viele Ressourcen verwendet um "das Rätsel der rheumatischen Erkrankungen" zu lösen. Aber es ist noch nicht gelungen.

Leider können wir nicht alle diese Patienten heilen, ABER wir helfen ca. 90%.
Das bedeutet, dass wir bei 9 von 10 Patienten die Schmerzen vermindern oder beseitigen können.
Das ist eigentlich nicht so schlecht.

Migräne

„Man kann nicht wirklich erklären, was Migräne ist, aber man kann sie auf jeden Fall nicht einfach als „Kopfschmerzen" bezeichnen", sagt der 52-jährige Rentner Per Frederiksen aus Randers. „Migräne ist etwas ganz anderes. Sie ist wirklich eine schreckliche Krankheit. Aber John Boel half mir. Heute habe ich keine Anfälle mehr, Anfälle, die mich früher für Tage außer Gefecht gesetzt haben.
Und ich habe genügend Probleme, auch ohne das. Ich wurde mit spastischen Lähmungen auf der rechten Seite geboren, und mit einer Augenkrankheit, die Nystagmus genannt wird. (Ich bin Mitglied des Dänischen Blindenverbandes.)
Alles begann damit, dass mein Hausarzt nach einem Zeitraum, in dem ich nicht zur Physiotherapie kommen konnte, ein paar Nadeln in meinen Körper steckte. Das half etwas und zeigte mir, dass Akupunktur wirklich etwas Seriöses ist. Eines Abends sah ich John Boel im Fernsehen und entschloss mich, ihn aufzusuchen.
Beim ersten Mal erhielt ich 10 Behandlungen in 5 Tagen. Die Wirkung war verblüffend. Meine kalten Füße wurden warm, mein Haar begann zu wachsen, und ich konnte plötzlich viel besser sehen als früher. Es war absolut unglaublich!
Ich verstehe nicht, dass der Staat keinen Weg findet, einen Akupunkteur wie John Boel anzuerkennen, so dass z. B. Rentner einen Zuschuss zur Behandlung erhalten könnten. Aber nein, das ist eine „alternative Behandlungsform" und dafür bekommt man keine staatliche Unterstützung. Das ist unglaublich", schließt Per Frederiksen aus Randers.

Bein gerettet

Johannes Olesen war wegen seiner schlechten Durchblutung in den Beinen für eine Fußamputation eingeplant worden.
Er hatte konstante Schmerzen und ein summendes Gefühl in seinem rechten Fuß. Obwohl er große Dosen von 3 verschiede-

nen Schmerzmitteln bekam, konnten die Schmerzen nur sehr leicht gelindert werden.

Sein Fuß hatte sich mehrmals entzündet und er war nicht im Stande, mehr als 50m zu gehen.

Der Fuß wurde gerettet und die Amputation abgesagt.

Dies ist jetzt mehrere Jahre her, aber Johannes kommt immer noch viermal im Jahr zur Behandlung –„ einfach um ganz sicher zu gehen", wie er sagt.

Ohrensausen und Schwindelgefühl (Morbus Menière)
„Ich sah gerade fern, als es plötzlich „plop" machte in meinen Ohren. Mir wurde schrecklich übel und ich war mir sicher, dass ich sterben würde..."

So erzählt die 46-jährige Anne Lise Mølgaard aus Holstebro.

„Ich rief meine Schwester an, sie solle sofort kommen. Ich konnte einfach meinen Kopf nicht mehr heben, es war schrecklich. Meine Schwester kam und ließ den Arzt kommen. Es stellte sich heraus, dass ich Gleichgewichtsstörungen hatte."

Dem war eine Grippe vorausgegangen, die mit einem andauernden Druck in den Ohren endete, den Anne Lise nicht loswerden konnte. Ihr Hausarzt konnte das nicht beheben und auch nicht der Ohrenarzt zu dem sie geschickt wurde. Er fragte, ob sie ein Schwindelgefühl habe und stellte ihr ein Rezept für Tabletten gegen Seekrankheit aus….

„Es ist fürchterlich! Man steht wie neben sich selbst und hört alle möglichen Geräusche im Kopf. Lärm und laute Geräusche sind nicht auszuhalten. Als es mir etwas besser ging, besuchte ich unseren Akupunkteur in Holstebro und eines Tages stand ich in einer Drogerie und sprach mit dem Besitzer: "Weshalb versuchen Sie es nicht bei John Boel in Aulum, er kann bestimmt was für Sie tun…."

Das habe ich dann getan. Ich erhielt 12 Behandlungen beim ersten Durchgang und es wurde VIEL besser. Ich bekam von Bodil Boel Kräutertee und Tropfen, die man mit Wasser nehmen muss. Heute ist der Druck in meinen Ohren verschwunden, und ich ertrage die laute Musik meines Sohnes wieder und sogar den Fernseher.

Aber ich gehe weiterhin ca. alle 5 Wochen nach Aulum um sicher zu stellen, dass es nicht wiederkommt. Ich würde das, was ich hatte, nicht einmal meinem ärgsten Feind wünschen", sagt Anne Lise Mølgaard.

Hirnschaden

Vor einigen Jahren war Jane vor einer Diskothek überfallen worden, was dazu führte, dass sie eine ganze Weile im Koma lag. Sie hatte als Folgeerscheinung viele Probleme, die allerdings über die Jahre hinweg verschwanden, außer dass sie sehr langsam, undeutlich und unzusammenhängend sprach. Dies hatte sich über 5 Jahre hinweg nicht verändert. Nach 30 Behandlungen können alle verstehen was sie sagt, auch wenn sie immer noch langsam spricht.

Absenkung des Beckenbodens

Eine der weiblichen Hauptdarsteller in zwei bekannten dänischen Fernsehserien litt 5 Jahre lang konstant an Schmerzen. Nach der Geburt ihres Kindes hatte sich nämlich der Beckenboden gesenkt.

Eine erfolgreiche Schauspielerin ist immer beschäftigt. Trotzdem schaffte sie es, sich 10 Mal behandeln zu lassen, wodurch sich die Schmerzen um 80% verringerten.

Hexenschuss beim Golfspielen

„In den Osterferien hatte ich Lust, endlich wieder mal rauszukommen und Golf zu spielen.

Zum Glück war mein Sohn verrückt auf Golf zu jener Zeit und hat mich begleitet", sagt der 61-jährige Inhaber einer chemischen Reinigung, Niels Bojsen.

„Ich schwang also gerade mein Eisen, als es in meinem Rücken „knack" machte. Ich war total blockiert und es tat verdammt weh.

Mein armer Sohn bekam einen Riesenschreck. Ich stand mitten auf dem Golfplatz und glich einer Statue.

In meiner Nähe stand ein netter Mann, ebenfalls mit einem Golfschläger in der Hand und schien, wie ich, in den Osterferien zu sein. Geh hinüber und bitte den Mann um Hilfe, sagte ich zu meinem Sohn. Ich war vor lauter Schmerzen beinahe nicht im Stande etwas zu äußern und der Schweiß stand mir auf der Stirn.

Der Mann stellte sich als Akupunkteur John Boel, aus Aulum vor und erkundigte sich interessiert nach meinem Zustand.

Ich war nicht im Stande zu antworten, aber er konnte wohl sehen, dass ich litt.

- Halten Sie einen Moment still-, sagte er und zog eine Schachtel mit dünnen, kleinen Nadeln aus seiner Tasche, - ich stecke gleich eine Nadel in Sie-.

Und das tat er wirklich, mitten auf dem Golfplatz! Mein Sohn starrte ihn ungläubig an und ich dachte schon, dass seine Augen bald aus den Höhlen springen würden.

Aber ganz plötzlich waren die Schmerzen weg. Ich atmete erleichtert auf, denn das war eine unglaubliche Erleichterung und nach kurzer Zeit war ich im Stande, selber nach Hause zu fahren.

Am selben Nachmittag fuhr ich zu meiner ersten Behandlung nach Aulum. Insgesamt erhielt ich 3 weitere Behandlungen und erholte mich vollständig.

Seither habe ich keine Gelegenheit ausgelassen, John Boel an Freunde und Bekannte weiter zu empfehlen und er war wirklich in der Lage im vergangenen Jahr mehreren Angehörigen, Freunden und Bekannten zu helfen.

Schleudertrauma

Louise ist eine starke und selbständige junge Frau, die tut was ihr passt, auch wenn das nicht unbedingt als „fraulich" angesehen wird. Als 16-jährige fuhr sie zusammen mit den Jungs Motocross. Und sie war eine Wucht.

An einem schönen Tag 1997 ging jedoch etwas schief. Sie stürzte und schlug hart mit dem Kopf auf. Sie war über ein halbe Stunde lang bewusstlos und alle fürchteten das Schlimmste.

Aber sie hatte Glück. Die Ärzte sagten, es handle sich nur um eine Gehirnerschütterung und schickten sie nach Hause zu ihren erschrockenen Eltern. Aber nein, so glimpflich sollte sie trotz allem nicht davonkommen.

Im Laufe von 14 Tagen stellte sich heraus, dass Louise an einem klassischen Schleudertrauma litt. Sie konnte ihren Kopf nicht bewegen, hatte Schmerzen in Kopf, Schultern, Nacken und Kreuz. Mit ihren Augen war ebenfalls etwas nicht, wie es sollte, sie vergaß ganz plötzlich Dinge, es wurde ihr schwindlig und das eine Bein fühlte sich an, als ob es eingeschlafen wäre.

Die Ärzte meinten: „ Wir können nichts finden", und Louise ging weiterhin zur Schule, als ob nichts geschehen sei, aber es ging ihr überhaupt nicht gut.

Eines Tages sah ihre Mutter ein Inserat von John Boel für Teilnehmer an einem Versuchsprojekt. Louise meldete sich freiwillig und wurde behandelt.

„Es war ganz seltsam", erzählt Louise. „Ich war ziemlich skeptisch in bezug auf diese Nadeln, aber John setzte mir eine in den Kiefer und plötzlich war ich im Stande, den Kopf ganz nach unten zu beugen, mit dem Kinn bis auf die Brust, und das war ganz bestimmt ein Fortschritt".

Louise erhielt 15 Behandlungen über einen Zeitraum von 3 Wochen – und es half. Sie hatte lange Zeit Probleme mit dem einen Bein, aber langsam wurde es besser und mittlerweile führt sie wieder ein normales Leben.

Ärztin mit Fusshebeschwäche (Peronäuslähmung)

„Nach einem schweren Sturz war ich lange krank geschrieben", erzählt die 56-jährige Ärztin Kirsten Otto. „Die Nerven in meinem linken Bein waren beschädigt worden und das führte unter anderem dazu, dass ich eine Fußheberschwäche bekam. Ich konnte die Zehen nicht mehr heben. Dies wiederum führte zu einem starken Hinken, und so musste ich mich beinahe frühzeitig pensionieren lassen.

Meine Kollegen konnten mir nicht wirklich helfen, also stellte ich mich darauf ein, dass ich nicht mehr arbeiten konnte.

Etwas musste ich jedoch machen, also meldete ich mich an, um an John Boels Seminar über Akupunktur und Sehstörungen teilzunehmen, welches sehr interessant war.

Während des Kurses überlegte ich mir, ob er vielleicht etwas für meinen Fuß tun könnte. Komischerweise kam er in einer Pause zu mir, und fragte mich, ob ich mir vorstellen könnte, als Ärztin in seiner Klinik zu arbeiten.

„Gerne", sagte ich, „und wenn wir grad dabei sind, kannst du dir nicht meine Fußheberschwäche anschauen?"

„Er setzte einen Nadel, die erste und einzige, und ich konnte den Fuß gleich darauf viel besser heben als zuvor. Das war ein hervorragender Beginn für eine gute Zusammenarbeit."

Halbblinder Amerikaner mit AMD

„Ich habe wirklich von der Akupunktur 2000 profitiert.

Ich kann wieder lesen, was im letzten Jahr unmöglich war. Ich leide an AMD (Altersbedingte Makula Degeneration) und grauem Star.

Vor Weihnachten war meine Sehkraft bis auf 40% gesunken, und nun zeigen die Messungen, dass sie 98% beträgt.

Alles Gute!". Grete aus den USA

Sportverletzungen

Leif ist Leiter der Finanzabteilung einer großen Firma und in seiner Freizeit läuft er. Er war Patient in unserer Kopenhagener Praxis, und ich lud ihn ein, an einem meiner Seminare zum Thema Akupunktur 2000 teilzunehmen, auch wenn er über keine weiteren Voraussetzungen verfügte.

Hier ein Brief, den mir Leif nachher schrieb:

„Seit der Teilnahme an Deinem Seminar im August habe ich in meiner Freizeit mehr als 250 Behandlungen durchgeführt. Nur sehr wenigen konnte ich nicht helfen.

- Es geht hier vor allem um Sportverletzungen (Achillessehne, Krämpfe in den Beinen, Oberschenkelzerrungen, Wadenzerrungen, Verstauchungen etc.), aber nach einer Weile, wenn die Behandlungen erfolgreich sind, kann man bei Allem helfen, beziehungsweise es kurieren, von Schulterschmerzen über Migräne, Knieproblemen, Zerrungen, Ischias, Wadenschmerzen, Rückenproblemen, bis hin zu Gelenkrheuma und vielem mehr.

- Ich habe erlebt, dass Leute sich am Freitag abmelden wollten vom Lauftraining am Montag, da sie nicht mehr könnten. Dann sage ich ihnen, dass sie kurz vorbeischauen sollen, und am Montag kommen sie, wie abgemacht. Viele Dinge können schnell in Ordnung gebracht werden.

Du kannst meinen Brief gerne veröffentlichen
Viele Grüsse und besten Dank, Leif"
Leif hat 5 Fälle ausgewählt, die er ausführlicher schildern will.

Karpaltunnelsyndrom

Die 77-jährige Tante meiner Frau erzählte an unserer silbernen Hochzeit, dass die Finger ihrer rechten Hand mittlerweile so schwach waren, dass sie Mühe hatte, die Kaffeetasse oder auch nur die Spielkarten zu halten. Dieses Problem ist allgemein als Karpaltunnelsyndrom bekannt.

Speziell Frauen über 50 sind anfällig für dieses Leiden. Sie hatte sich darauf eingestellt, operiert werden zu müssen, um die Sehnen rund um die Handwurzel zu lösen.

Ich fand jedoch, dass es möglich sein sollte, die Blutversorgung mit Akupunktur zu verbessern. Also vereinbarten wir, dass sie gleich 3 Behandlungen erhalten sollte, denn am Nachmittag sollte sie wieder nach Hause. Behandelt wurde ausschließlich an der linken Hand, die von dem Leiden nicht betroffen war.

Nach den Behandlungen fühlte sie ein Kribbeln im ganzen Körper. Um 15:00 Uhr realisierte sie, dass sie im Stande war eine Tasse nur mit der rechten Hand zu halten (sie hatte nicht darüber nachgedacht, sondern automatisch mit der rechten Hand zugegriffen.)

Nach der letzten Behandlung um 16:00 fuhr sie nach Hause.

Am nächsten Tag war sie in der Lage die Bridgekarten in ihrem Klub selber aufzusammeln und Dinge in Haushalt in Ordnung zu bringen, was vorher unmöglich war. Der Erfolg dieser einen intensiven Behandlung hält weiterhin an!

Bettnässen

Ein junger Mann von 17 Jahren hatte das Problem, dass er nachts ins Bett machte, und dies entwickelte sich mehr und mehr zu einem wirklich großen Problem. Was, wenn seine Freundin über Nacht bleiben sollte? Seine Matratze musste wegen des Geruches ab und zu ausgewechselt werden, obwohl er eine Plastikunterlage verwendete und die Laken täglich gewechselt wurden. Im Zimmer selber machte sich langsam ein Uringeruch breit. Er erhielt Medikamente dagegen, welche jedoch nicht wirklich halfen, da er dennoch öfter solche „Unglücke" erlebte.

Ich bot ihm an, ihn mit Nadeln zu behandeln, und nach ein paar Monaten kam er tatsächlich vorbei. Ich hatte in der Zwischenzeit herausgefunden, dass sein Problem wahrscheinlich daher stammte, dass seine Produktion des Hypophysenhormones ADH ungenügend war. Ich behandelte ihn das erste Mal am 26.05.03 und er erhielt „nur" 3 Behandlungen, da er sportlich so engagiert war, dass wir keine 5 Behandlungen in Folge einplanen konnten.

Ich sprach danach nicht mehr mit ihm, aber am 20.08.03 traf ich zufälligerweise seine Mutter, die mir berichtete, dass er die Medikamente schon seit 2 Monaten nicht mehr nehme, und das unfreiwillige Wasserlassen völlig aufgehört hatte.

Skiverletzung am Daumen

Ein junger Mann kam zur Behandlung einer Knieverletzung und eines Tennisarms (04.07.03) und während ich ihn behandelte, zeigte sich, dass seine 23-jährige Freundin mit dem Daumen

114

ihrer rechten Hand etwas Schwierigkeiten hatte. Ich fragte sie danach und sie erzählte mir, dass sie im Skiurlaub gestürzt sei, und sich die Bänder beschädigt hatte. Das Problem war so groß, dass sie für die Sommerexamen vom Arzt befreit worden war und nun Morphin erhielt, damit sie am Computer schreiben konnte. Weshalb also nicht die Zeit nutzen, in der ihr Freund behandelt wurde? Also erhielt sie auch ein paar Nadeln. Zwei Tage später konnte sie den Daumen bewegen.

Nach 5 Tagen hatte sie selber das Gefühl, dass ihre Finger völlig in Ordnung seien. Einen Monat später erfuhr ich, dass der Schaden wirklich völlig verschwunden war.

Gelenkrheumatismus

Eine 49-jährige Frau litt seit ihrem zwanzigsten Lebensjahr an chronischem Rheumatismus. Die Ursache dieser Krankheit ist noch nicht geklärt, aber eine Theorie ist unter anderem, dass das Immunsystem des Körpers fälschlicherweise körpereigenes Gewebe, in diesem Fall in den Gelenken, angreift, und Entzündungen auslöst. Die Krankheit ist sowohl physisch als auch psychisch äußerst belastend für die Betroffenen. Die Frau hatte Schmerzen in allen Gelenken, subjektiv war aber die Hüfte am stärksten betroffen. Des Weiteren litt sie an Magenschmerzen.

Ich dachte, dass die Punkte zur Behandlung des Kopfes und des Kreislaufes zusammen mit denen der Hüfte Wunder wirken würden. Nach 2 Tagen waren das Gehen, das Ein- und Aussteigen aus dem Auto und das Drehen des Autoschlüssels nicht mehr so schmerzhaft.

Das größte Erlebnis für sie war jedoch eine Sache, von der ich nichts gewusst hatte, als wir mit der Behandlung begannen.

Alle Leute, die an Gelenkrheuma leiden, ermüden sehr schnell und sind häufig gleichsam gezwungen, früh zu Bett zu gehen. Dieses Problem verschwand nach 3 Tagen, und sie konnte bis nach Mitternacht auf den Beinen bleiben, und sie fühlte sich trotzdem am nächsten Morgen ausgeruht. Auch die Magenschmerzen waren verschwunden. Sie hatte nach nur 5 Behandlungen eine viel bessere Lebensqualität, obwohl ihre Hüften ihr immer noch zu schaffen machten.

Ich selbst merkte, dass ihr Händedruck nach jeder Behandlung kräftiger war. Ihren eigenen und den Aussagen ihrer Familie zufolge, fallen ihr auch nicht mehr so viele Dinge aus den Händen, wie noch vor 3 Wochen.

Nach diesen 3 Wochen Behandlung versuchten wir den Abstand zwischen den Akupunkturen zu vergrößern, ohne dass ein Rückfall eintrat. Zur selben Zeit versuchten wir die Gelenke, die nicht mehr „zu brauchen" waren wieder in Schwung zu bringen. Die Patientin ist sehr glücklich über die Erleichterungen, die die Behandlungen ihr gebracht haben.

Wie sie selbst sagt: „Es ist, als hätte ich mein Leben zurückerhalten."

Kopfschmerzen/Migräne und hoher Blutdruck

Bei einer Kupferhochzeit hatte ich eine 38-jährige Dame zur Tischnachbarin. Meine Frau saß an ihrer anderen Seite. Beiläufig erwähnte sie gegenüber meiner Frau, dass sie schon seit vielen Jahren an starken Kopfschmerzen/Migräne und hohem Blutdruck litt, und täglich 2-6 Tabletten nahm. Meine Frau sagte ihr gleich, dass ich das bestimmt in Ordnung bringen könne. Am nächsten Tag kam sie vorbei und erhielt die ersten Nadeln. Am dritten Behandlungstag nahm sie keine Kopfschmerztabletten mehr und bedachte uns mit einer großen Schachtel Pralinen. Am vierten Tag waren immer noch keine Kopfschmerzen vorhanden und sie war überglücklich darüber (sie meinte, sie könnte heulen vor Glück), sowohl die Tabletten als auch die Kopfschmerzen losgeworden zu sein.

Der Gebrauch von Tabletten über einen Zeitraum von vielen Jahren kann nämlich bewirken, dass der Blutdruck steigt und dies kann erneut zu Kopfschmerzen führen, womit man sich in einem Teufelskreis befindet. Probleme bei der Arbeit oder in der Schule usw. können ebenfalls dazu beitragen, dass Kopfschmerzen auftreten. Also nahmen wir den Kampf gegen das Leiden mit viel Geduld auf und es traten auch wirklich noch ab und zu Spannungskopfschmerzen auf. Jetzt, acht Monate später ist der Blutdruck gefallen, und die Kopfschmerzen (die vorwiegende nachts auftreten) haben sich auf ein Minimum reduziert.

Zurzeit behandeln wir noch in größeren Abständen, um diesen Zustand zu erhalten.

Wenn Sie den Ratschlägen in diesem Buch folgen, werden Sie ebenfalls dazu in der Lage sein, Ihren Freunden und Bekannten zu helfen.

Wenn sich innerhalb einer Woche keine Verbesserung einstellt, sollten Sie sich an jemanden wenden, der professionell in der Akupunktur 2000 ausgebildet worden ist.

Die Wirtschaft in Aulum

Das war die überregionale und internationale Seite.

Auf der regionalen Ebene hat die Boel'sche Akupunktur ebenfalls spezifische Auswirkungen gehabt.

In den 17 Jahren, in denen wir bisher mit Augenpatienten zu tun hatten, behandelten wir 6 bis 8 ausländische Patienten jede Woche. Die meisten davon kamen in Begleitung, da sie ja Probleme mit dem Sehen hatten.

Für Aulum bedeutet dies ca. 40.000 Übernachtungen von ausländischen Gästen. Dies ist ein beachtlicher Umsatz für ein Dorf mit etwas über 2.600 Einwohnern. Deshalb ist es wohl nicht überraschend, dass die Boel'sche Akupunktur sich einer gewissen Popularität bei den Geschäftsleuten in der Umgebung erfreut.

Schreiben Sie mir Ihre Erfahrungen.

Ich bin sehr daran interessiert, über Ihre Erfolge mit Akupunktur 2000 zu hören.

Da ich täglich eine Flut von Briefen und E-Mails erhalte ist es mir leider nicht möglich jedes Schreiben einzeln zu beantworten. Ich LESE sie jedoch alle mit großer Freude.

Viel Erfolg!
John Boel
www.aku2000.de

Epilog

Ich möchte dieses kleine Buch mit der Erzählung einer Geschichte beenden, die sich wirklich zugetragen hat.

- Vor vielen Jahren saß ein alter Mann am Ufer eines Flusses in den USA.

Der alte Mann wollte gerne den Fluss überqueren, er war jedoch zu tief, zu breit und die Strömung zu stark. Er wusste, dass er es alleine nicht bis ans andere Ufer schaffen konnte.

Plötzlich hörte er in der Ferne Pferdehufe, und nach einer Weile konnte er erkennen, dass sich 12 Reiter näherten.

Alle ritten an dem alten Mann vorbei und überquerten den Fluss, bis auf den letzten. Der alte Mann hielt ihn an und der Reiter sprang von seinem Pferd. Der alte Mann fragte den Reiter, ob er hinter ihm im Sattel sitzen und auf seinem Pferd den Fluss überqueren dürfe.

Der Reiter willigte ohne weiteres ein. Dann fragte er den Mann: „Du hast keinen der anderen Reiter gefragt, sondern mich. Weshalb?"

„Das will ich dir gerne beantworten", sagte der alte Mann. „ Als sie vorbeiritten sah ich in ihre Augen und wusste, dass mir keiner von ihnen helfen würde. Aber in deinen Augen sah ich Menschlichkeit, Freundlichkeit und Verstehen. Ich wusste, dass du mir helfen würdest."

Der Reiter half dem alten Mann aufs Pferd, und zusammen überquerten sie den Fluss und die gefährliche Strömung.

Als sie auf der anderen Seite angekommen waren, stieg der alte Mann vom Pferd und der Mann der später der 3. Präsident der USA werden sollte, Thomas Jefferson, ritt weiter. Er war der 12. Reiter gewesen.

Meine Frage an Sie:
Wenn Sie einer der Reiter gewesen wären, hätte der alte Mann Sie um Hilfe gebeten?

Sie alleine kennen die Antwort.

Tausende von „alten Männern" sitzen am Flussufer und warten darauf, dass Sie sie zur anderen Seite mitnehmen!

Referenzen

Lewith GT et al. On the evaluation of the clinical effect of acupuncture. *Pain*, 1983, **16**:111 – 127.

Pomeranz B. Acupuncture analgesia for chronic pain: brief survey of clinical trials. In: Pomeranz B, Stux G, eds. *Scientific bases of acupuncture.* Berlin/Heidelberg, Springer-Verlag, 1989: 197 – 199.

Richardson PH et al. Acupuncture for the treatment of pain—a review of evaluation research. *Pain*, 1986, **24**:15 – 40.

Man SC et al. Preliminary clinical study of acupuncture in rheumatoid arthritis. *Journal of Rheumatology*, 1974, **1**:126 – 129.

Ruchkin IN et al. [Auriculo-electropuncture in rheumatoid arthritis (a double-blind study).] *Terapevticheskii Arkhiv*, 1987, **59**(12):26 – 30 [in Russian].

Sun LQ et al. [Observation of the effect of acupuncture and moxibustion on rheumatoid arthritis in 434 cases.] *Chinese Acupuncture and Moxibustion*, 1992, **12**(1):9 – 11 [in Chinese].

Zhang WR et al. [Clinical observation of acupuncture in treating kidney and ureter stones.] *Chinese Acupuncture and Moxibustion*, 1992, **12**(3):5 – 6 [in Chinese].

Li KR. [Analysis on the effect of acupuncture treatment in 1383 adults with bacillary dysentery.] *Chinese Acupuncture and Moxibustion*, 1990, **10**(4):113 – 114 [in Chinese].

Qiu ML et al. [A clinical study on acupuncture treatment of acute bacillary dysentery.] In: Zhang XT, ed. [*Researches on acupuncture-moxibustion and acupuncture-anaesthesia.*] Beijing, Science Press, 1986: 567 – 572 [in Chinese].

Yu SZ et al. Clinical observation of 162 cases of acute bacillary dysentery treated by acupuncture. *World Journal of Acupuncture-Moxibustion*, 1992, **2**(3):13 – 14.

Zhang XP. [Researches on the mechanism of acupuncture and moxibustion.] Anhui, Anhui Science and Technology Press, 1983 [in Chinese.]

Stux G, Pomeranz B. *Acupuncture—textbook and atlas.* Berlin: Springer-Verlag, 1987: 18 – 19.

Lewith GT et al. On the evaluation of the clinical effects of acupuncture: a problem reassessed and a framework for future research. *Journal of Alternative and Complementary Medicine*, 1996, **2**(1):79 – 90.

Shen SJ. [Immediate analgesic effect of acupuncture at binao (LI 14) for pain due to subconjunctival injection.] *Chinese Acupuncture and Moxibustion*, 1996, **16**(2):71 – 72 [in Chinese].

Lee CK et al. The effect of acupuncture on the incidence of postextubation laryngospasm in children. *Anaesthesia*, 1998, **53**(9):917–920.

Qiu L. [Acupuncture treatment of severe leg pain in 60 cases of thromboangitis obliterans.] *Chinese Acupuncture and Moxibustion*, 1997, **17**(11):677 – 678 [in Chinese].

Ahonen E et al. Acupuncture and physiotherapy in the treatment of myogenic headache patients: pain relief and EMG activity. *Advances in Pain Research and Therapy*, 1983, **5**:571 – 576.

Chen XS et al. [Observation of penetrating acupuncture treatment of migraine in 45 cases.] *Shanxi Journal of Traditional Chinese Medicine*, 1997, **13**(6):32 – 33 [in Chinese].

Doerr-Proske H et al. [A muscle and vascular oriented relaxation program for the treatment of chronic migraine patients. A randomized clinical control groups study on the effectiveness of a biobehavioural treatment program]. *Zeitschrift für Psychosomatische Medizin und Psychoanalyse*, 1985, 31(3):247 – 266 [in German].

Dowson DI et al. The effects of acupuncture versus placebo in the treatment of headache. *Pain*, 1985, **21**:35 – 42.

Kubiena G et al. Akupunktur bei Migräne. [Acupuncture treatment of migraine.] *Deutsche Zeitschrift für Akunpunktur*, 1992, **35**(6):140 – 148 [in German].

Liu AS et al. ["Three Scalp Needles" in the treatment of migraine.] *New Tradiitional Chinese Medicine*, 1997, **29**(4) 25 – 26 [in Chinese].

Loh L et al. Acupuncture versus medical treatment for migraine and muscle tension headaches. *Journal of Neurology, Neurosurgery and Psychiatry*, 1984, **47**:333 – 337.

Tavola T et al. Traditional Chinese acupuncture in the treatment of tension-type headache: a controlled study. *Pain*, 1992, **48**:325 – 329.

Vincent CA. A controlled trial of the treatment of migraine by acupuncture. *Clinical Journal of Pain*, 1989, **5**:305 – 312.

Weinschütz T et al. Zur neuroregulativen Wirkung der Akupunktur bei Kopfschmerzpatienten. [Neuroregulatory action of acupuncture in headache patients.] *Deutsche Zeitschrift für Akunpunktur*, 1994, **37**(5):106 – 117 [in German].

Xu Z et al. [Treatment of migraine by qi-manipulating acupuncture.] *Shanghai Journal of Acupuncture and Moxibustion*, 1993, **12**(3):97 – 100 [in Chinese].

Cai L. [Observation of therapeutic effects of intractable prosopodynia treated by retaining the filiform needle for long time.] *Chinese Acupuncture and Moxibustion*, 1996, **16**(4):190 – 191 [in Chinese].

Hansen PE et al. Acupuncture treatment of chronic facial pain: a controlled crossover trial. *Headache*, 1983, **23**:66 – 69.

Johansson A et al. Acupuncture for the treatment of facial muscular pain. *Acta Odontologica Scandinavica*, 1991, **49**:153 – 158.

List T. Acupuncture in the treatment of patients with craniomandibular disorders: comparative, longitudinal and methodological studies. *Swedish Dental Journal*, 1992, 87(Suppl. 1):1–159.

Pohjola RT et al. Rationale behind acupuncture treatment of temporomandibular joint dysfunction. *Akupunktur Theorie und Praxis*, 1986, **14**(4):263.

Birch S et al. Controlled trial of Japanese acupuncture for chronic myofascial neck pain: assessment of specific and nonspecific effects of treatment. *Clinical Journal of Pain*, 1998, **14**(3):248–255.

David J et al. Chronic neck pain: a comparison of acupuncture treatment and physiotherapy. *British Journal of Rheumatology*, 1998, 37(10):1118–1132.

Coan R et al. The acupuncture treatment of neck pain: a randomized controlled study. *American Journal of Chinese Medicine*, 1982, **9**:326 – 332.

Loy TT. Treatment of cervical spondylosis: electro-acupuncture versus physiotherapy. *Medical Journal of Australia*, 1983, **2**:32 – 34.

Petrie JP et al. A controlled study of acupuncture in neck pain. *British Journal of Rheumatology*, 1986, **25**:271 – 275.

Kinoshita H. [Effect of specific treatment for periarthritis of shoulder.] *Journal of the Japanese Acupuncture and Moxibustion Society*, 1973, **22**(1):23 – 28. [in Japanese].

Shao CJ. [Treatment of 62 cases of periarthritis of shoulder by needling at LI 2.] *Chinese Acupuncture and Moxibustion*, 1994, **14**(5):247 – 248 [in Chinese].

Deluze C et al. Electroacupuncture in fibromyalgia: result of a controlled trial. *British Medical Journal*, 1992, **305**:1249 – 1252.

Karen D et al. True acupuncture vs. sham acupuncture and conventional sports medicine therapy for plantar fasciitis pain: a controlled, double blind study. *International Journal of Clinical Acupuncture*, 1991, 2(3):247 – 253.

Brattberg G. Acupuncture therapy for tennis elbow. *Pain*, 1983, 16:285 – 288.

Haker E et al. Acupuncture treatment in epicondylalgia: a comparison study of two acupuncture techniques. *Clinical Journal of Pain*, 1990, 6:221 – 226.

Molsberger A et al. The analgesic effect of acupuncture in chronic tennis elbow pain. *British Journal of Rheumatology*, 1994, 33(12):1162 – 1165.

Coan R et al. The acupuncture treatment of low back pain: a randomized controlled treatment. *American Journal of Chinese Medicine*, 1980, 8:181 – 189.

Gunn CC et al. Dry needling of muscle motor points for chronic low-back pain. *Spine*, 1980, 5(3):279 – 291.

Lehmann TR et al. Efficacy of electroacupuncture and TENS in the rehabilitation of chronic low back pain patients. *Pain*, 1986, 26:277 – 290.

MacDonald AJR et al. Superficial acupuncture in the relief of chronic low back pain. *Annals of the Royal College of Surgeons of England*, 1983, 65:44 – 46.

Mendelson G et al. Acupuncture treatment of low back pain: a double-blind placebo-controlled trial. *American Journal of Medicine*, 1983, 74:49 – 55.

Kinoshita H. [Clinical trials on reinforcing and reducing manipulations.] *Journal of the Japanese Acupuncture and Moxibustion Society*, 1971, 20(3):6 – 13 [in Japanese].

Kinoshita H. [Clinical research in the use of paraneural acupuncture for sciatica.] *Journal of the Japanese Acupuncture and Moxibustion Society*, 1981, 30(1):4 – 13 [in Japanese].

Li HY. [Controlled study of 170 cases of sciatica treated with acupuncture at the lower zhibian point.] *Chinese Acupuncture and Moxibustion*, 1991, 11(5):17 – 18 [in Chinese].

Shen GZ. [Treatment of 100 cases of sciatica by applying the long needle.] *Chinese Acupuncture and Moxibustion*, 1987, 7(2):77 [in Chinese].

Christensen BV et al. Acupuncture treatment of severe knee osteoarthrosis: a long-term study. *Acta Anaesthesiologica Scandinavica*, 1992, 36:519 – 25 (also i*Ugeskrift for Laeger*, 1993, 155(49):4007 – 4011 [in Danish]).

Junnila SYT. Acupuncture superior to piroxicam in the treatment of osteoarthritis. *American Journal of Acupuncture*, 1982, 10:341 – 345.

Maruno A. [Comparative analysis of electrical acupuncture therapy for arthrosis of the knee.] *Journal of the Japanese Acupuncture and Moxibustion Society*, 1976, 25(3):52 – 54 [in Japanese].

Kreczi T et al. A comparison of laser acupuncture versus placebo in radicular and pseudoradicular pain syndromes as recorded by subjective responses of patients. *Acupunture and Electrotherapy Research*, 1986, 11:207 – 216.

Berman BM et al. A randomized trial of acupuncture as an adjunctive therapy in osteoarthritis of the knee. *Rheumatology*, 1999, 38(4):346–354.

Xiao J et al. [Analysis of the therapeutic effect on 41 cases of rheumatoid arthritis treated by acupuncture and the influence on interleukin-2.] *Chinese Acupuncture and Moxibustion*, 1992, 12(6):306 – 308 [in Chinese].

Li ZW et al. [Controlled study of gouty arthritis treated with blood-pricking acupuncture.] *Chinese Acupuncture and Moxibustion*, 1993, 13(4):179 – 182 [in Chinese].

Pan HL. [Observation of 39 cases of gout treated with plum-blossom needling plus cupping.] *Zhenjiu Linchuang Zazhi*, 1997, 13(3):29 [in Chinese].

Mo TW. [Observation of 70 cases of biliary ascariasis treated by acupuncture.] *Chinese Acupuncture and Moxibustion*, 1987, 7(5):237 – 238 [in Chinese].

Wu XL et al. Observation of acupuncture treatment of biliary colic in 142 cases. *Journal of Acupuncture-Moxibustion*, 1992, **8**(6):8.

Yang TG et al. [Clinical report of electro-acupuncture analgesia in the treatment of abdominal colics.] *Jiangsu Journal of Traditional Chinese Medicine*, 1990, **11**(12):31 [in Chinese].

Lee YH et al. Acupuncture in the treatment of renal colic. *Journal of Urology*, 1992, **147**:16 – 18.

Li JX et al. [Observation of the therapeutic effect of acupuncture treatment of renal colic.] *Chinese Acupuncture and Moxibustion*, 1993, **13**(2):65 – 66 [in Chinese].

Shu X, et al. [Observation of acupuncture treatment of abdominal pain in acute gastroenteritis.] *Chinese Acupuncture and Moxibustion*, 1997, **17**(11):653 – 654 [in Chinese].

Jiao Y. Acupuncture analgesia in treating sprain of limbs. *Acupuncture Research*, 1991, **11**(3 – 4):253 – 254.

Jin CL. [Clinical observation of 346 cases of acute lumbar sprain treated with hand-acupuncture.] *Chinese Acupuncture and Moxibustion*, 1991, **11**(3):30 [in Chinese].

Zheng LM. [Hand acupuncture treatment of 100 cases of acute lumbar sprain.] *Chinese Acupuncture and Moxibustion*, 1997, **17**(4):201 – 202 [in Chinese].

Chen L et al. The effect of location of transcutaneous electrical nerve stimulation of postoperative opioid analgesic requirement: acupoint versus nonacupoint stimulation. *Anesthesia and Analgesia*, 1998, **87**(5):1129–1134.

Christensen PA et al. Electroacupuncture and postoperative pain. *British Journal of Anaesthesia*, 1989, **62**:258 – 262.

Lao L et al. Evaluation of acupuncture for pain control after oral surgery: a placebo-controlled trial. *Archives of Otolaryngology, Head and Neck Surgery*, 1999, **125**(5):567–572.

Lü D et al. [Observation of the analgesic effect of acupuncture for pain after anal surgery.] *Shanghai Journal of Acupuncture-Moxibustion*, 1993, **12**(2):72 [in Chinese].

Tsibuliak VN et al. [Acupuncture analgesia and analgesic transcutaneous electroneurostimulation in the early postoperative period.] *Anesteziologiia i Reanimatologiia*, 1995, (2):93 – 97 [in Russian].

Wang Q et al. [Acupuncture treatment of post-tonsillectomy pain in 33 cases.] *Chinese Journal of Integrated Traditional and Western Medicine*, 1990, **10**(4):244 – 245 [in Chinese].

Lao LX et al. Efficacy of Chinese acupuncture on postoperative oral surgery pain. *Oral Surgery, Oral Medicine, Oral Pathology, Oral Radiology and Endodontics*, 1995, **79**(4):423 – 428.

Sung YF et al. Comparison of the effects of acupuncture and codeine on postoperative dental pain. *Anesthesia and Analgesia*, 1977, **56**:473 – 478.

Zheng J et al. [Prevention and treatment of pain caused by pulp devitalisation with arsenical.] *Journal of the Zhejiang College of Traditional Chinese Medicine*, 1990, **14**(6):6 [in Chinese].

Sukandar SD et al. [Analgesic effect of acupuncture in acute periodontitis apicalis.] *Cermin Dunia Kedokteran*, 1995, (105):5 – 10 [in Indonesian]

Rosted P. The use of acupuncture in dentistry: a systematic review. *Acupuncture-Medicine*, 1998, **16**(1):43–48.

Zhang YF et al. [Clinical observation of acupuncture painless labour in 150 cases.] *Chinese Acupuncture and Moxibustion*, 1995, **15**(4):182 – 183 [in Chinese].

Qian XZ. [Achievements in scientific studies on acupuncture-moxibustion and acupuncture-anaesthesia in China.] In: Zhang XT, ed. [*Researches on acupuncture-moxibustion and acupuncture-anaesthesia.*] Beijing, Science Press, 1986: 1 – 13 [in Chinese].

Xu BQ et al. [Experimental studies on acupuncture treatment of acute bacillary dysentery—the role of humoral immune mechanism.] In: Zhang XT, ed. [*Researches on acupuncture-moxibustion and acupuncture-anaesthesia.*]Beijing, Science Press, 1986: 573 – 578 [in Chinese].

Wang XY et al. Acupuncture and moxibustion in the treatment of asymptomatic hepatitis B virus carriers by strengthening the body resistance to eliminate pathogenic factors: a clinical experimental study. *International Journal of Clinical Acupuncture*, 1991, **2**(2):117 – 125.

Song XG et al. The effect of moxibustion on the kidney function of the patients with epidemic haemorrhagic fever. *World Journal of Acupuncture-Moxibustion*, 1992, **2**(1):17 – 19.

Yao HH et al. [Clinical study on treatment of pertussis with acupuncture at baxie (EX:E9).] *Chinese Acupuncture and Moxibustion*, 1996, **16**(11):604 [in Chinese].

Bai XY et al. [A comparative study of acupuncture and Western medicine in the treatment of stroke]. *Chinese Acupuncture and Moxibustion*, 1993, **13**(1):1 – 4 [in Chinese].

Chen DZ et al. [Evaluation of therapeutic effects of acupuncture in treating ischaemic cerebrovascular disease.] *Chinese Journal of Integrated Traditional and Western Medicine*, 1990, **10**(9):526 – 528 [in Chinese].

Jiang ZY et al. [Clinical study on needling jiaji (EX – B2) in the treatment of thalamic spontaneous pain induced by stroke.] *Journal of Traditional Chinese Medicine*, 1997, **38**(10):599 – 601 [in Chinese].

Liao SH. [Treatment of stroke with talon needling at LI10 and ST32.] *Chinese Acupuncture and Moxibustion*, 1997, **17**(8):479 – 480 [in Chinese].

Liu YJ et al. Needling scalp points in treating cerebrovascular diseases: a report of 78 cases. *International Journal of Clinical Acupuncture*, 1997, **8**(3):231–234.

Si QM et al. Effects of electroacupuncture on acute cerebral infarction. *Acupuncture and Electro-Therapeutics Research*, 1998, **23**(2):117–124.

Hu HH et al. A randomized controlled trial on the treatment for acute partial ischemic stroke with acupuncture. *Neuroepidemiology*, 1993, **12**:106 – 113.

Johansson K et al. Can sensory stimulation improve the functional outcome in stroke patients? *Neurology*, 1993, **43**:2189 – 2192.

Gosman-Hedstrom G et al. Effects of acupuncture treatment on daily life activities and quality of life: a controlled, prospective, and randomized study of acute stroke patients. *Stroke*, 1998, **29**(10):2100–2108.

Kjendahl A et al. A one year follow-up study on the effects of acupuncture in the treatment of stroke patients in the subacute stage: a randomized, controlled study. *Clinical Rehabilitation*, 1997, **11**(3):192–200.

Wong AM et al. Clinical trial of electrical acupuncture on hemiplegic stroke patients. *American Journal of Physical Medicine and Rehabilitation*, 1999, **78**(2):117–122.

Jin R et al. [Clinical observation of temporal needling in the treatment of postapoplectic sequelae.] *Chinese Acupuncture and Moxibustion*, 1993, **13**(1):11 – 12. [in Chinese].

Liang RA. Clinical observation and experimental studies on the treatment of sequelae of stroke by needling temporal points. *International Journal of Clinical Acupuncture*, 1993, **4**(1):19 – 26.

Xu B. [Effect of acupuncture on the convalescence of meningioma removal.] *Zhongguo Zhongyiyao Xinxi Zazhi* [News Letters of Chinese Medicine], 1998, **5**(3):47 [in Chinese].

Zhang LH et al. A control study of scalp acupuncture in treating aphasia after acute cerebrovascular disease. *World Journal of Acupuncture-Moxibustion*, 1994, **4**(1):20 – 23.

Lewith GT et al. Acupuncture compared with placebo in post-herpetic pain. *Pain,* 1983, **17**:361 – 368.

Sukandar SD et al. [Curing effect of acupuncture in post-herpetic neuralgia.] *Majalah Kedokteran Indonesia [Journal of the Indonesian Medical Association]*, 1995, **45**(8): 456 – 461 [in Indonesian].

Lin L. Through puncture compared with traditional acupuncture in treating facial paralysis. *International Journal of Clinical Acupuncture*, 1997, **8**(1):73–75.

You FY et al. [Observation of the effect of picking-out (blood-letting) acupuncture in the treatment of Bell's palsy.] *Shanghai Journal of Acupuncture and Moxibustion*, 1993, **12**(2):74 [in Chinese].

Liu XR. [Observation of therapeutic effects of 66 cases of facial spasm treated with wrist-ankle acupuncture and body-acupuncture.] *Chinese Acupuncture and Moxibustion*, 1996, **16**(4):192 [in Chinese].

Frost EAM. Acupuncture for the comatose patient. *American Journal of Acupuncture*, 1976, **4**(1):45 – 48.

Luo ZP et al. [Clinical observation of ear-acupressure treatment of insomnia.] *Heilongjiang Journal of Traditional Chinese Medicine*, 1993, (1):45 – 48 [in Chinese].

Zhang XF. [Ear acupressure in the treatment of insomnia]. *Chinese Acupuncture and Moxibustion*, 1993, **13**(6):297 – 298 [in Chinese].

Chari P et al. Acupuncture therapy in allergic rhinitis. *American Journal of Acupuncture*, 1988, **16**(2):143 – 147.

Huang YQ. [Therapeutic effect of acupuncture treatment in 128 cases of hay fever.] *Chinese Acupuncture and Moxibustion*, 1990, **10**(6):296 – 297 [in Chinese].

Jin R et al. [Clinical observation of 100 cases with allergic rhinitis treated by acupuncture.] *Chinese Acupuncture and Moxibustion*, 1989, **9**(4):185 – 186 [in Chinese].

Liu DX. [Acupuncture at biqiu in the treatment of allergic rhinitis.] *Chinese Acupuncture and Moxibustion*, 1995, **15**(6):293 [in Chinese].

Yu JL et al. [Effect of acupuncture treatment in 230 cases of allergic rhinitis.] *Chinese Acupuncture and Moxibustion*, 1994, **14**(5):241 – 242 [in Chinese].

Williamson L et al. Hay fever treatment in general practice: a randomised controlled trial comparing standardised Western acupuncture with sham acupuncture. *Acupuncture-Medicine*, 1996, **14**(1):6–10.

Chen RH. [Acupuncture treatment of 220 cases of acute tonsillitis.] *Chinese Acupuncture and Moxibustion*, 1987, **7**(3):54 [in Chinese].

Gunsberger M. Acupuncture in the treatment of sore throat symptomatology. *American Journal of Chinese Medicine*, 1973, **1**:337 – 340.

Fung KP et al. Attenuation of exercise-induced asthma by acupuncture. *Lancet,* 1986, **2**:1419 – 1422.

He YZ et al. [Clinical observation of CO_2 laser acupuncture in the treatment of bronchial asthma.] *Chinese Acupuncture and Moxibustion*, 1994, **14**(1):13 – 16 [in Chinese].

Tashkin DP et al. Comparison of real and simulated acupuncture and isoproterenol in methacholine-induced asthma. *Annals of Allergy*, 1977, 39:379 – 387.

Xie JP et al. Observation of the specificity of points in electro-acupuncture treatment of asthma. *Chinese Acupuncture and Moxibustion*, 1996, **16**(2):84 – 86 [in Chinese].

Yu DC et al. Effect of acupuncture on bronchial asthma. *Clinical Science and Molecular Medicine*, 1976, **51**:503 – 509.

Noter

Noter

Noter